LE RÉGIME
ANTI-INFLAMMATOIRE

Boostez votre Immunité, Purifiez votre Corps,
Éliminez l'Inflammation et Perdez du Poids Rapidement avec des Recettes
Gourmandes et Saines. Plan de Repas de 33 Jours.

Lara Brandon

Table des matières

Introduction

Souffrez-vous d'inflammation? Saviez-vous que les choix alimentaires que vous faites peuvent avoir un impact énorme sur la façon dont votre corps traite avec le stress extrême? Le régime anti-inflammatoire est un mode de vie.

Les résultats peuvent changer votre vie. Par exemple, nous avons récemment découvert que la qualité de votre sommeil est totalement affectée par la santé de votre intestin. Nous avons également appris que le choix de manger un régime de haute qualité est la seule façon que vous pouvez avoir un contrôle complet sur l'inflammation. Non seulement les repas riches en anti-inflammatoires sont conçus pour améliorer votre santé, mais ils sont également conçus pour vous aider à obtenir le meilleur sommeil de votre vie.

Le régime alimentaire est directement lié à la santé d'une personne. Si vous cherchez des moyens d'améliorer votre alimentation et de réduire l'inflammation dans votre corps, un régime anti-inflammatoire pourrait être la solution qui fonctionne le mieux pour vous.

Un régime anti-inflammatoire est composé d'aliments qui ont été prouvés pour réduire l'inflammation tout en fournissant tous les nutriments essentiels. Cela comprend les légumes, les fruits, les noix et les graines, les grains entiers et les haricots, les protéines saines comme le poisson ou la volaille, les herbes et les épices qui peuvent aider à combattre l'inflammation, comme le curcuma ou le gingembre. Il comprend également des épices comme le sel ou le poivre, qui se sont avérés être anti-inflammatoires.

Vous ne savez probablement même pas ce que le terme "inflammation" signifie, mais si vous souffrez de douleurs articulaires ou si vous essayez de réduire votre risque de maladie cardiaque, c'est une bonne idée de se familiariser avec ce mot. Lorsque vous vous blessez, ou une souche externe (comme un muscle serré) provoque des dommages à votre corps, une réaction chimique qui est connu comme l'inflammation. Cela permet aux vaisseaux sanguins de se dilater de sorte que la zone blessée peut être alimentée en sang par le système de circulation de l'organisme. La chaleur et l'enflure qui en résultent sont des signaux pour le système immunitaire d'envoyer des enzymes et des globules blancs pour combattre l'infection ou réparer les cellules endommagées.

L'inflammation est un indicateur important de l'état du corps. Il indique quand quelque chose ne va pas, mais il peut aussi être une réponse à beaucoup d'aliments et de changements de style de vie que les gens normaux en bonne santé rencontrent chaque jour.

La forme la plus extrême d'inflammation est la maladie inflammatoire diffuse critique de démyélinisation (CDID), une condition rare dans laquelle les zones du système nerveux sont touchées, causant des problèmes de mémoire, de coordination et d'humeur. La plupart des gens ne souffrent pas de CDID, mais il y a certaines maladies qui causent l'inflammation chronique que vous pouvez vouloir éviter. Elles comprennent l'arthrite rhumatoïde, le lupus, la sclérose en plaques et le syndrome du côlon irritable.

L'inflammation et la douleur qui en résulte seraient l'un des facteurs qui causent la dépression. Enfin, au cas où vous ne le sauriez pas déjà, l'inflammation est également un facteur important de la prise de poids. Comme je l'ai dit un certain nombre de fois tout au long de ce site Web (la plus récente étant ici), l'excès de cellules graisseuses dans votre corps libèrent des cytokines inflammatoires qui peuvent causer un stress oxydatif et endommager votre ADN. Les dommages causés par ces produits chimiques sont ensuite transmis par l'ADN de votre cellule, ce qui peut entraîner un risque accru de maladies dégénératives.

Pour aggraver les choses, la réponse inflammatoire est également liée à la réponse de votre corps au stress. Lorsque votre corps reconnaît une situation stressante, il envoie des produits chimiques appelés glucocorticoïdes dans la circulation sanguine. Cela provoque une inflammation dans tout le corps dans une tentative d'augmenter les capacités de combat en réduisant la sensibilité à la douleur et en augmentant la vigilance.

L'inflammation et le stress vont de pair. Si vous réduisez l'un, vous pouvez atténuer l'autre.

En général, les aliments riches en agents pro-inflammatoires sont ceux qui sont riches en graisses et en sucres simples. Les aliments transformés, les glucides raffinés et les produits laitiers non biologiques sont également extrêmement inflammatoires. D'autre part, les aliments chargés d'agents anti-inflammatoires sont ceux qui sont riches en antioxydants (comme les pamplemousses et les bleuets), ont des propriétés anti-inflammatoires (comme le gingembre), ou contiennent beaucoup d'acides gras oméga-3.

Pour la plupart, l'alimentation est l'un des meilleurs moyens de réduire l'inflammation. Non seulement vous évitez de manger des aliments inflammatoires comme le sucre raffiné, mais vous pouvez également remplacer les aliments qui contiennent des ingrédients qui invoquent une réponse anti-inflammatoire dans votre corps. Combiné avec une routine d'exercice régulière, vous pouvez vous attendre à voir une amélioration de votre santé globale.

Comme on l'ait déjà mentionné, certains aliments ont des propriétés qui combattent l'inflammation. Dans la liste suivante d'aliments, vous trouverez des exemples d'aliments riches en oméga-3 (comme le saumon), antioxydants (comme les bleuets), et des épices anti-inflammatoires (comme le gingembre).

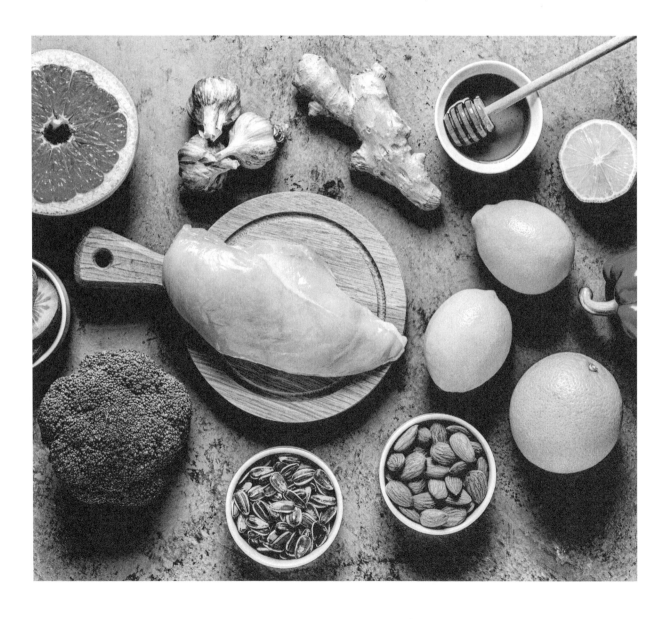

Mon Histoire

1. L´Alimentation Anti-Inflammatoire, un Élixir de Longue Vie!

Dans mon premier livre de recettes pour l'hypertension, j'explique comment j'ai amélioré ma santé et mon poids corporel et résolu de nombreux problèmes après avoir rencontré Greta, un coach de vie, à un séminaire. J'avais 26 ans à l'époque. Cette femme extraordinaire s'est avérée être une source de connaissances, en particulier dans les régimes naturels qui renforcent le système immunitaire, et de réduire l'inflammation et les douleurs musculaires et articulaires comme l'anti Régime inflammatoire, un régime alimentaire persistant extrêmement sain qui si elle est comprise et appliquée correctement peut être considérée comme un véritable élixir de vie!

2. La Rencontre Qui A Changé Ma Vie!

Greta, qui avait 47 ans à l'époque, m'a raconté comment son succès était dû à l'équilibre de ses émotions et de sa nourriture. Elle m'a souvent dit que les émotions conflictuelles telles que la peur et le conflit sont des 'aliments' que nous créons inconsciemment et qui ont un impact négatif sur notre choix de malbouffe (inflammatoire) et donc sur notre santé, y compris l'affaiblissement du système immunitaire avec ses problèmes osseux, articulaires, digestifs et génito-urinaires associés. Rééquilibrer l'état émotionnel, combiné avec des aliments sains et préparés de façon experte, est la clé d'une santé optimale qui dure. Greta, en plus d'être un coach de vie hautement qualifié dans différents types de régimes et de recettes, est également un expert en yoga, méditation et respiration consciente.

3. L'alimentation Anti-Inflammatoire, une Solution à de Nombreux Problèmes de Santé

En fait, après être devenu bien établi, j'ai décidé d'en apprendre davantage sur les avantages de la diète anti-inflammatoire, non seulement en étudiant dans les livres, mais aussi en voyageant à l'étranger et en fréquentant des écoles et des séminaires. La raison de ce choix était due à la fois à un besoin personnel d'améliorer ma santé et de prévenir de nombreux maux, surtout que je vieillis (j'ai 50 ans), et d'aider beaucoup de mes parents, amis et clients qui souffraient d'une déficience immunitaire, problèmes ostéo-articulaires tels que la goutte, arthrite, arthrite et douleurs rhumatismales, estomac inflammatoire et troubles génito-urinaires. Les voir souffrir m'a rendu triste, surtout quand ils m'ont raconté leurs histoires de vagabondage pendant des années dans les cliniques et les spécialistes et de ne pas avoir leurs problèmes résolus. Au contraire, les problèmes persistaient, affectant leur sommeil, leur humeur, leur activité motrice et leur peur des maladies dégénératives, avec des conséquences néfastes sur leur vie.

Eh bien, je suis heureux d'avoir aidé tant de ces personnes qui se sont tournées vers moi, me faisant confiance et suivant scrupuleusement mes conseils diététiques et de style de vie. Beaucoup d'entre eux ont non seulement résolu la plupart de leurs problèmes de santé, mais ont aussi allumé cette flamme intérieure de la VIE qui les rend maintenant confiants et plus aimants envers eux-mêmes et leurs proches. Bref, ceux qui ont persévéré, malgré les difficultés initiales, ont transformé leur vie en quelque chose de merveilleux. En fait, le vrai concept de santé n'est pas seulement d'avoir un corps et un esprit sain, mais d'avoir des relations saines avec ceux qui aiment partager les mêmes expériences d'une manière aimante.

4. Recettes Savoureuses et Herbes Naturelles Aussi pour la Perte De Poids

Grâce en partie à Greta, avec qui j'ai entretenu des relations amicales et professionnelles pendant des années maintenant, j'ai réussi au fil du temps à créer des recettes savoureuses et saines, dont beaucoup je peux considérer de vrais super aliments, visant à nourrir, détoxifier et régénérer le système immunitaire et tous les organes connexes, et promouvoir la perte de poids. J'ai combiné ces recettes simples, savoureuses et saines avec 12 TOP herbes anti-inflammatoires naturelles qui peuvent stimuler et accélérer les effets bénéfiques des recettes. Cette dernière idée que je voulais vous donner est comme un BONUS, car elle est le résultat de l'expérience que j'ai acquise au fil des ans dans le domaine de la phytothérapie et que je voudrais que vous utilisiez pour votre santé. En fait, certaines de ces herbes activent naturellement le métabolisme, vous aidant à perdre du poids et de vous mettre en grande forme si elles sont combinées correctement avec les recettes que je recommande dans le livre!

5. Prenez Soin de Votre Corps!

Mens sana in corpore sano! C'est une déclaration des Latins anciens qui nous montre que pour guérir le corps bien, vous devez également guérir l'esprit bien. En fait, mon voyage avec le régime anti-inflammatoire a également renforcé mon esprit. Le corps est le miroir de l'esprit et vice versa. Les deux produisent des émotions saines lorsqu'elles sont en équilibre. Et les émotions sont la nourriture pour le corps et l'esprit. Et c'est pourquoi j'ai introduit la méditation et la respiration consciente dans mon style de vie, ainsi que l'activité physique modérée mais constante, comme de longues promenades en contact avec la nature, dans les parcs, dans les collines, dans les montagnes, et par la mer pour se sentir un avec Mère Nature. C'est notre dimension naturelle, vivre sain et heureux!

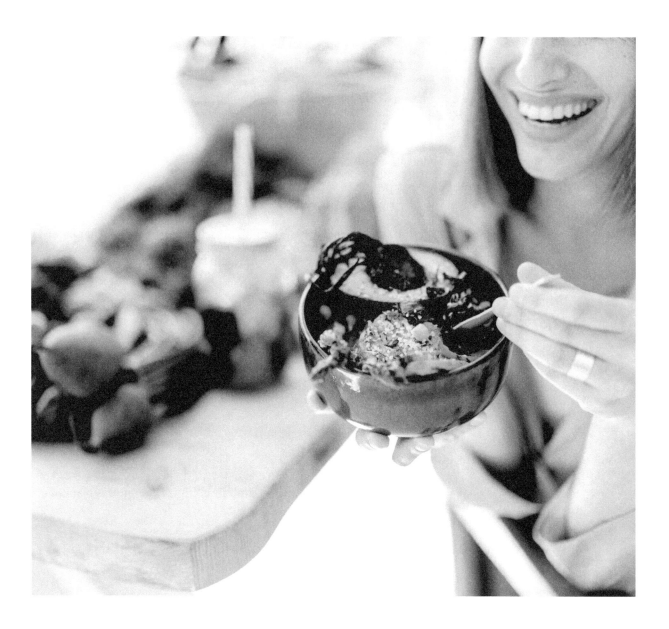

Chapitre1
Qu'est-ce que l'inflammation?

L'inflammation est la réaction du corps lorsque nous avons une blessure ou une infection. C'est la façon dont le corps se protège contre d'autres dommages et organismes envahissants en créant une réponse inflammatoire. L'inflammation, à son pire, peut avoir un inconvénient mineur en ce qui concerne les blessures, mais à son meilleur peut nous aider à combattre la maladie et la maladie.

C'est la réponse naturelle du corps aux dommages tissulaires causés par des infections ou des substances étrangères qui entrent dans le corps. Le processus inflammatoire vise à favoriser la guérison et la lutte contre la maladie. Cependant, dans certains cas, elle peut causer de fortes douleurs, désactiver les mouvements et entraîner la perte d'organes ou de tissus endommagés si elle n'est pas traitée correctement.

L'inflammation est causée par le système immunitaire, le système qui détecte et attaque les organismes nuisibles. Lorsqu'une blessure survient, mineure ou grave, le corps commence à former une réponse inflammatoire. Cette réponse aide à guérir elle-même; cependant, si elle n'est pas contrôlée, elle peut causer d'autres dommages aux autres tissus du corps.

Les types d'inflammation comprennent:

- Inflammation aiguë : c'est la réponse initiale à tout agent étranger nocif. Il commence par des plaquettes sanguines et des globules blancs, puis des neutrophiles qui peuvent tuer les bactéries. Comme le corps guérit, les neutrophiles commencent à nettoyer la plaie, et il est finalement remplacé par des macrophages qui forment des tissus cicatriciels.

- Inflammation chronique: Cela se produit lorsque l'inflammation aiguë traîne trop longtemps ou n'est pas traitée correctement. Lorsque des bactéries et d'autres agents étrangers pénètrent dans l'organisme, celui-ci produit des substances qui causent de l'inflammation. Le résultat est que les globules blancs commencent à réagir, augmentant leur nombre et conduisant à plus de complications.

- Maladies inflammatoires chroniques: Les maladies comme l'arthrite rhumatoïde, le lupus et la sclérose en plaques sont caractérisées par une inflammation chronique. Les anti-inflammatoires peuvent traiter l'inflammation chronique avec des anti-inflammatoires; les conseils médicaux doivent toujours être pris car la gravité de ces conditions diffère d'un cas à l'autre.

Lignes Directrices pour l'Alimentation Anti-Inflammatoire

Le régime anti-inflammatoire est conçu pour réduire les niveaux d'inflammation dans votre corps en mangeant des aliments entiers riches en acides gras oméga-3, vitamines, gingembre, curcuma et autres épices.

La base principale de ce régime est d'éliminer ou de réduire la consommation d'aliments qui peuvent causer une inflammation, comme les produits laitiers (lait, fromage, yogourt), le gluten (blé, épelé), et un peu de sucre raffiné, café et alcool.

1. Évitez le Sucre et les Aliments Transformés

Le sucre peut être très inflammatoire pour le corps car il libère des hormones de stress comme le cortisol. Le sucre et les aliments transformés peuvent également augmenter l'inflammation systémique en augmentant les niveaux d'insuline et en modifiant la fonction hormonale.

2. Manger Plus

- Poissons: Saumon sauvage, maquereau, hareng et autres qui contiennent des acides gras oméga-3.

- Légumes-feuilles: Chou frisé, épinards, chou-vert et autres.

- Noix: Les noix ou les pacanes sont particulièrement saines pour le cœur.

- Lin: Moulu et saupoudré de yogourt ou de recettes de cuisson.
- Légumes: brocoli, chou-fleur et choux de Bruxelles.
- Grains entiers: l'orge, le seigle et le son d'avoine sont parfaits pour réduire l'inflammation.
- Haricots: lentilles, pois chiches, haricots et autres sont connus pour stimuler les antioxydants dans le corps.
- Herbes: romarin, curcuma (connu pour réduire la douleur), et d'autres.

3. Boire plus d'eau

L'eau est le moyen le plus acceptable pour éliminer les toxines et nettoyer votre corps. L'eau peut également aider à l'absorption des nutriments dans les aliments, ce qui aide à nourrir toutes vos cellules et à maintenir votre métabolisme à un rythme efficace. Une autre raison de boire beaucoup d'eau est qu'il aide à diluer les sels dans votre nourriture, ce qui n'aide pas beaucoup avec l'inflammation (The Arthritis Foundation).

4. Éviter les Aliments Transformés

Les aliments transformés contiennent des conservateurs qui sont associés à l'inflammation, en particulier dans les articulations. Ces additifs peuvent inclure le nitrate de sodium, le benzoate de sodium et d'autres (Harvard Health Publications). Ces conservateurs tuent les bonnes bactéries, ce qui entraîne une augmentation globale de l'inflammation.

5. Mangez Plus de Gras Oméga-3

Avoir un apport en oméga-3 suffisamment élevé pour réduire les symptômes de la maladie est souvent difficile parce que vous devez consommer au moins deux portions de poisson par semaine. Cependant, vous pouvez toujours augmenter votre consommation en mangeant plus de noix et de graines et en utilisant des graines de lin et de graines de lin moulues dans les recettes. Vous pouvez aussi prendre un supplément d'huile de poisson ou de lin pour vous assurer que vous obtenez suffisamment d'acides gras oméga-3.

6. Mangez Plus de Grains Entiers

Les grains entiers comme l'orge, le seigle et le son d'avoine contiennent des fibres solubles qui aident à réduire le taux de cholestérol dans l'organisme.

7. Mangez Plus de Haricots

Non seulement les haricots contiennent beaucoup de fibres, mais ils contiennent aussi des antioxydants et des fibres solubles. Ils sont également déficients en gras et en calories.

8. Boire des infusions

Certaines tisanes comme le curcuma (connu pour réduire la douleur) et le thé de romarin (connu pour soulager l'inflammation) peuvent être consommés aussi souvent que vous le souhaitez (The Arthritis Foundation).

9. Manger Plus de Fruits

Le fruit est un anti-inflammatoire, un aliment antioxydant parce qu'il est riche en antioxydants. Il peut également avoir un effet détoxifiant puissant sur le corps, ce qui est important parce que l'inflammation peut être une source de toxines qui doivent être purgées de votre système.

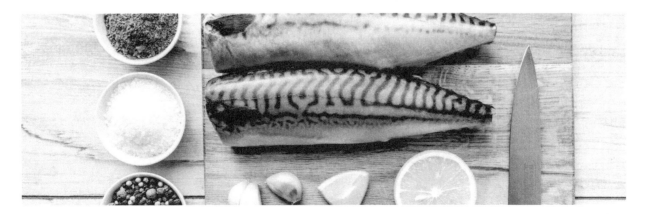

Aliments à Manger et à Éviter

Ce n'est pas un secret que le régime alimentaire est une influence importante sur le développement de l'inflammation. L'inflammation chronique peut être une cause principale de nombreuses maladies comme le cancer, les maladies cardiaques et le diabète. Un régime anti-inflammatoire vise à aider à combattre ces maladies chroniques en limitant les aliments qui peuvent provoquer une inflammation dans l'organisme. Ces aliments pourraient inclure le sucre, les aliments transformés et la viande rouge, entre autres. Le sucre augmente le risque d'inflammation dans l'organisme en rendant l'insuline moins efficace et en réduisant sa puissance. Le sucre provoque également une augmentation de la production de sucre qui conduit finalement à un pic de l'inflammation.

La viande rouge est considérée comme un drapeau rouge pour augmenter l'inflammation parce qu'elle contient des composés appelés gras saturés et le cholestérol, qui peuvent tous deux favoriser l'inflammation. En outre, ces deux types de graisses sont souvent associés à d'autres problèmes de santé tels que l'hypercholestérolémie et les maladies cardiaques, conduisant à une crise cardiaque ou un accident vasculaire cérébral.

Souffrez-vous d'inflammation chronique? Il est possible que ce que vous mangez puisse en être la cause. De nombreux aliments différents peuvent déclencher une inflammation, et il pourrait être une bonne idée de les couper de votre alimentation pour commencer à se sentir mieux. Voici une liste pratique d'aliments qui ont été connus pour causer l'inflammation et ceux qui ont des propriétés anti-inflammatoires.

L'inflammation peut être causée par divers facteurs, allant du stress aux infections et au type d'aliments que vous mangez. Ainsi, les médecins recommandent aux personnes souffrant de maladies inflammatoires chroniques, comme l'arthrite rhumatoïde, de recevoir des médicaments anti-inflammatoires pour aider leur corps à guérir. Parfois, il peut être difficile de déterminer quels aliments causent l'inflammation, cependant.

Aliments à manger

Un régime anti-inflammatoire aide à calmer la réponse immunitaire de notre corps aux réactions allergiques. En conséquence, il combat les effets nocifs déclenchés par l'exposition aux toxines, allergènes, bactéries, virus et champignons. Voici la liste des ingrédients anti-inflammatoires.

- Acides gras oméga-3 (gras sains). On les trouve dans les œufs, les poissons sauvages et les coupes de viande nourries à l'herbe ou au pâturage.
- Noix et graines, graines de tournesol, graines de citrouille, graines de chia, amandes, noix, noix de cajou, pistaches.
- Oignons, gingembre, ail, poivrons, citrouille et poireaux.
- Légumes à feuilles comme les épinards, le chou-fleur, le brocoli, le chou frisé, les asperges, le bok choy, etc.
- Herbes comme le romarin, le basilic, l'origan, le persil, etc.
- Tous types de baies, ananas, pommes, oranges, raisins rouges, etc.
- Grains entiers comme le riz brun, le millet, le quinoa et l'avoine.
- Des huiles saines comme l'huile de coco, l'huile d'olive extra-vierge, l'huile d'avocat et l'huile de sésame.
- Lentilles, betteraves, avocat, thé vert, noix de coco, champignons, courgettes et haricots.
- Épices comme le curcuma, la cannelle, le poivre noir, le cumin, etc.
- Des produits tels que le lait d'amande, le lait de coco, etc.
- Vin rouge (Avec modération).
- Miel, sirop d'érable, chocolat noir et cacao en poudre.

Aliments à Éviter Absolument

Ce sont les aliments suivants qui déclenchent l'inflammation. Éliminez-les de votre alimentation quotidienne et les enlever de vos étagères garde-manger.

- Viandes transformées: elles sont chargées de graisses saturées (saucisses, hot-dogs, burgers, steaks, etc.)

- Graisses malsaines, y compris le saindoux, la margarine et le shortening.

- Produits additionnés de sucre (sauf les fruits naturels): Tous les produits en conserve contenant des sucres ajoutés, comme les soupes, les fruits en conserve, les yogourts, les barres, etc. Les fruits en conserve non sucrés, les tomates, etc., doivent être consommés avec modération.

- Boissons commerciales à base de sucre, boissons et jus de fruits.

- Tous les aliments transformés et emballés: Ils sont riches en additifs, colorants artificiels et conservateurs.

- Glucides raffinés, y compris le pain blanc, les pâtes blanches et les nouilles.

- Aliments contenant des gras trans: aliments transformés commercialement, aliments frits, bonbons, crèmes glacées et articles de boulangerie (biscuits, biscuits, pâtisseries, gâteaux, muffins, etc.)

- Boissons alcoolisées.

PETIT-DÉJEUNER

Nuggets de poulet

Temps de préparation: 15 minutes

Temps de cuisson: 18 minutes

Portions: 4 à 6

Ingrédients:

- 35 g de farine d'amande
- 5 g de curcuma moulu
- 5 g de piment de Cayenne
- 2.5 g de paprika
- 2.5 g de poudre d'ail
- Sel et poivre noir fraîchement moulu, au goût
- 1 œuf
- 454 g de poitrines de poulet désossées, sans la peau, coupées en lanières

Directions:

1. Préchauffer le four à 375 °F. Tapisser une plaque de cuisson substantielle de papier parchemin.
2. Dans un plat peu profond, battre l'œuf.
3. Dans un autre plat peu profond, mélanger la farine d'amande et les épices.
4. Enrober chaque lanière de poulet avec l'œuf, puis rouler dans le mélange d'épices uniformément.
5. Disposer les lanières de poulet sur la plaque de cuisson préparée en une seule couche.
6. Cuire au four environ 16 à 18 minutes.

Nutrition: Calories: 236, Matières grasses: 10 g, Glucides: 26 g, Fibres: 5 g, Protéines: 37 g

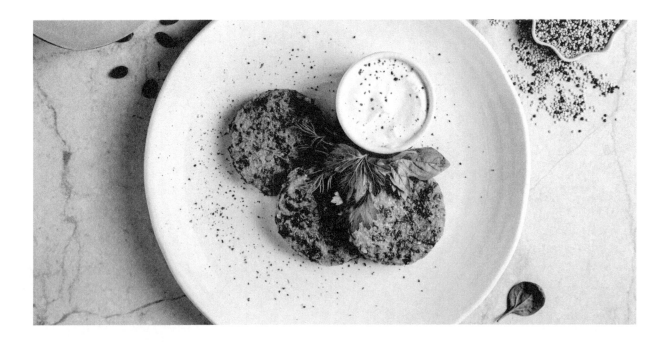

Croquettes de quinoa et de légumes

Temps de préparation: 15 minutes
Temps de cuisson: 9 minutes
Portions: 12 à 15

Ingrédients:
- 15 ml d'huile d'olive essentielle
- 125 ml de pois surgelés, décongelés
- 2 gousses d'ail hachées
- 250 g de quinoa cuit
- 2 grosses pommes de terre bouillies, pelées et écrasées
- 70 g de feuilles de coriandre fraîche, hachées
- 10 g de cumin moulu
- 5 g de garam masala
- 1.25 g de curcuma moulu
- Sel et poivre noir fraîchement moulu, au goût

Directions:
1. Dans une poêle, chauffer l'huile à feu moyen.
2. Ajouter les pois, l'ail et faire revenir environ 1 minute.
3. Transférer le mélange de pois dans un grand bol.
4. Ajouter le reste des ingrédients et bien mélanger.
5. Faire des galettes oblongues de taille égale de votre mélange.
6. Dans une grande poêle, chauffer l'huile à feu moyen-élevé.
7. Ajouter les croquettes et faire revenir environ 4 minutes de chaque côté.

Nutrition: Calories: 367, Gras: 6 g, Glucides: 17 g, Fibres: 5 g, Protéines: 22 g

Sauté du petit-déjeuner

Temps de préparation: 20 minutes
Temps de cuisson: 20 minutes
Portions: 2
Ingrédients:
- 225 g de viande de bœuf hachée
- 15 ml de sauce tamari
- 2 poivrons hachés.
- 10 g de flocons de chili rouge
- 5 g de poudre de chili
- 15 ml d'huile de noix de coco
- Sel et poivre noir au goût.

Pour le Bok Choy:

- 6 bouquets de bok choy; parés et hachés.
- 5 g de gingembre; râpé
- 15 ml d'huile de noix de coco
- Du sel au goût.

Pour les œufs:

- 2 œufs
- 15 ml d'huile de noix de coco

Directions:

1. Chauffer une poêle avec 15 ml d'huile de noix de coco à feu moyen-élevé; ajouter le bœuf et les poivrons; remuer et cuire 10 minutes
2. Ajouter le sel, le poivre, la sauce tamari, les flocons de chili et la poudre de chili; remuer, cuire 4 minutes de plus et retirer le feu.
3. Chauffer une autre poêle avec 15 ml d'huile à feu moyen; ajouter le bok choy; remuer et cuire 3 minutes
4. Ajouter le sel et le gingembre; remuer, cuire encore 2 minutes et retirer le feu.
5. Chauffer la troisième poêle avec 15 ml d'huile à feu moyen; casser les œufs et les faire frire.
6. Répartir le bœuf et les poivrons dans 2 bols
7. Diviser le bok choy et y déposer les œufs

Nutrition: Calories: 248, matières grasses: 14 g, fibres: 4 g, glucides: 10 g, protéines: 14 g

Œufs pochés au four

Temps de préparation: 2 minutes

Temps de cuisson: 15 minutes

Portions: 4

Ingrédients:

- 6 œufs, à température ambiante
- Arroser
- Bain de glace
- 480 ml d'eau, réfrigérée
- 500 g de glaçons

Instructions:

1. Réglez le four à 350°F. Mettez 480 ml d'eau dans une boîte de cuisson profonde et placez-la sur la grille la plus basse du four.
2. Déposer 1 œuf dans chaque tasse de moules à cupcakes/muffins, avec 15 ml d'eau.
3. Placer soigneusement les moules à muffins dans la grille du milieu du four.
4. Cuire les œufs 15 minutes.
5. Éteignez le feu immédiatement. Veuillez sortir les moules à muffins du four et les placer sur une grille à gâteau pour les refroidir avant d'extraire les œufs.
6. Verser les ingrédients du bain de glace dans un grand bol résistant à la chaleur.
7. Mettre les œufs dans un bain de glace pour arrêter la cuisson. Après 10 minutes, bien égoutter les œufs. Utiliser au besoin.

Nutrition: Calories: 357, Protéines: 17,14 g, Matières grasses: 24,36 g, Glucides: 16,19 g

Turkey Burgers

Temps de préparation: 15 minutes

Temps de cuisson: 8 minutes

Portions: 5

Ingrédients:

- 1 poire mûre, pelée, épépinée et hachée grossièrement
- 454 g de dinde hachée maigre
- 5 g de gingembre frais, râpé finement
- 2 gousses d'ail hachées
- 5 g de romarin frais, émincé
- 5 g de sauge fraîche, hachée
- Sel, au goût
- Poivre noir fraîchement moulu, au goût
- 15-30 ml d'huile de noix de coco

Instructions:

1. Au mélangeur, ajouter la poire et mélanger jusqu'à ce que le mélange soit homogène.
2. Transférer le mélange de poires dans un grand bol avec le reste des ingrédients à l'exception de l'huile et bien mélangé.
3. Faire de petites galettes de taille égale 10 du mélange.
4. Dans une poêle à fond épais, chauffer l'huile à feu moyen.
5. Ajouter les galettes et cuire environ 4 à 5 minutes.
6. Retourner l'intérieur et cuire environ 2 à 3 minutes.

Nutrition: Calories: 477, Graisse: 15 g, Glucides: 26 g, Fibres: 11 g, Protéines: 35 g

Frittata pour petit déjeuner anti-inflammatoire

Temps de préparation: 10 minutes

Temps de cuisson: 40 minutes

Portions: 4

Ingrédients:

- 4 gros œufs
- 6 blancs d'œufs
- 450 g de champignons de Paris
- 450 g de bébés épinards
- 125 g de tofu ferme
- 1 oignon, haché
- 15 ml d'ail haché
- 2.5 g de curcuma moulu
- 2.5 g de poivre noir concassé
- 120 ml d'eau
- Sel casher au goût

Instructions:

1. Régler le four à 350 °F.
2. Faire revenir les champignons dans un peu d'huile d'olive extra vierge dans une grande poêle anti-adhésive à feu moyen. Ajouter les oignons une fois que les champignons commencent à dorer et cuire pendant 3 minutes jusqu'à ce que les oignons deviennent mous.
3. Incorporer l'ail, puis cuire au moins 30 secondes jusqu'à ce qu'il soit parfumé avant d'ajouter les épinards. Verser l'eau, couvrir et cuire jusqu'à ce que les épinards se flétrissent pendant environ 2 minutes.

4. Retirer le couvercle et poursuivre la cuisson jusqu'à évaporation de l'eau. Maintenant, mélanger les œufs, les blancs d'œufs, le tofu, le poivre, le curcuma et le sel dans un bol. Lorsque tout le liquide est évaporé, verser le mélange d'œufs, laisser cuire environ 2 minutes jusqu'à ce que les bords commencent à prendre, transférer au four, et cuire pendant environ 25 minutes ou jusqu'à ce que cuit.
5. Retirer du four, puis s'asseoir au moins 5 minutes avant de couper en quartiers et de servir.

Amusez-vous!

Les bébés épinards et champignons stimulent le profil nutritif des œufs pour vous offrir des bienfaits anti-inflammatoires incroyables.

Nutrition: Calories: 521, Protéines: 29,1 g, Matières grasses: 10,45 g, Glucides: 94,94 g

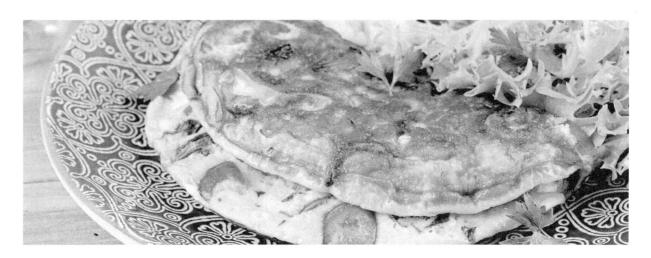

Frittata méditerranéenne

Temps de préparation: 5 minutes

Temps de cuisson: 20 minutes

Portions: 6

Ingrédients:

- 6 œufs
- 35 g de fromage feta, émietté
- 1.25 g de poivre noir
- Huile, vaporisateur ou olive
- 5 g d'origan
- 60 ml de lait, d'amande ou de noix de coco
- 5 g de sel de mer
- 35 g d'olives noires, hachées
- 35 g d'olives vertes, hachées
- 35 g de tomates, coupées en dés

Instructions:

Chauffer le four à 400 °F. Huiler un plat de 8 x 8 po. Battre le lait dans les œufs, puis ajouter les autres ingrédients. Verser tout ce mélange dans le plat de cuisson et cuire au four pendant 20 minutes.

Nutrition: Calories: 107, Sucre: 2 g, Glucides: 3 g, Graisse: 7 g, Protéines: 7 g

Œufs épicés en marbre

Temps de préparation: 15 minutes

Temps de cuisson: 15 minutes

Portions: 12

Ingrédients:

6 œufs à coque moyenne, non pelés, refroidis

Pour la marinade:

- 2 sachets de thé noir oolong
- 45 g de sucre brun
- 1 pouce de gingembre frais, non pelé, écrasé
- 3 anis étoilé séché, entier
- 2 feuilles de laurier séchées
- 45 ml de sauce soya légère
- 45 ml de sauce soya foncée
- 1 l d'eau
- 1 bâtonnet de cannelle séché, entier
- 5 g de sel
- 5 g de poivre de Sichuan séché

Instructions:

1. À l'aide du dos d'une cuillère de métal, craquer les coquilles d'œufs par endroits pour créer un effet de toile d'araignée. Ne pas peler. Réserver au besoin.
2. Verser la marinade dans une grande casserole à feu élevé. Mettre le couvercle partiellement sur. Porter l'eau à ébullition environ 5 minutes. Éteindre le feu.
3. Fermer le couvercle. Laisser infuser les ingrédients pendant 10 minutes.
4. À l'aide d'une cuillère à fente, retirer le poisson et jeter les solides. Laisser mariner complètement dans la salle.
5. Placez les œufs dans un récipient non réactif hermétique juste assez petit pour bien les insérer.
6. Verser la marinade. Les œufs doivent être complètement immergés dans le liquide. Jeter les restes de marinade, le cas échéant. Garnir le rebord du contenant avec de généreuses couches de pellicule de saran. Fixer le couvercle du contenant.
7. Réfrigérer les œufs pendant 24 heures avant de les utiliser.
8. Extraire les œufs et bien égoutter chaque morceau avant de l'utiliser, mais garder le reste immergé dans la marinade.

Nutrition: Calories: 75, Protéines: 4,05 g, Matières grasses: 4,36 g, Glucides: 4,83 g

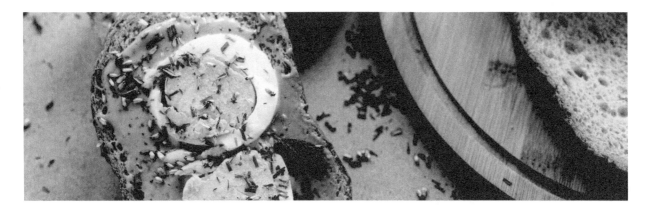

Boulettes végétariennes

Temps de préparation: 15 minutes

Temps de cuisson: 25 minutes

Portions: 5 à 6

Ingrédients:

- 2 patates douces moyennes, coupées en cubes de ½ po
- 30 ml de lait de coco
- 250 g de feuilles de chou frisé frais, parées et hachées
- 1 échalote moyenne, hachée finement
- 5 g de cumin moulu
- 2.5 g d'ail granulé
- 1.25 g de curcuma moulu
- Sel, au goût
- Poivre noir fraîchement moulu, au goût
- Graines de lin moulues, au besoin

Instructions:

1. Régler le four à 400 °F. Tapisser une plaque de cuisson de papier parchemin.
2. Dans une casserole d'eau, disposer un panier à vapeur.
3. Amener la patate douce dans un panier à vapeur et la vapeur pendant environ 10 à 15 minutes.
4. Dans un grand bol, mettre la patate douce.
5. Ajouter le lait de coco et bien écraser.
6. Ajouter le reste des ingrédients à l'exception des graines de lin et bien mélanger.
7. Faites environ 1½ à 2 pouces de votre mélange.
8. Disposer les boules sur la plaque à pâtisserie préparée en une seule couche.
9. Saupoudrer de graines de lin.
10. Cuire au four environ 20 à 25 minutes.

Nutrition: Calories: 464, Graisse: 12 g, Glucides: 20 g, Fibres: 7 g, Protéines: 27 g

Burgers au saumon

Temps de préparation: 15 minutes

Temps de cuisson: 8 minutes

Portions: 3

Ingrédients:

- 1 boîte de saumon désossé, sans peau, égoutté
- 1 côte de céleri, hachée
- ½ oignon, haché
- 2 gros œufs
- 5 g de farine de noix de coco
- 15 g d'aneth séché, écrasé
- 5 g de citron
- Sel, au goût
- Poivre noir fraîchement moulu, au goût
- 45 ml d'huile de noix de coco

Instructions:

1. Dans un bol substantiel, ajouter le saumon et qui à une fourchette, le casser en petits morceaux.
2. Ajouter le reste des ingrédients, à l'exclusion de l'huile, et bien mélanger.
3. Faire 6 petites galettes de même taille du mélange.
4. Dans une poêle substantielle, faire fondre l'huile de coco à feu moyen-vif.
5. Cuire les galettes environ 3 à 4 minutes de chaque côté.

Nutrition: Calories: 393, Graisse: 12 g, Glucides: 19 g, Fibres: 5 g, Protéines: 24 g

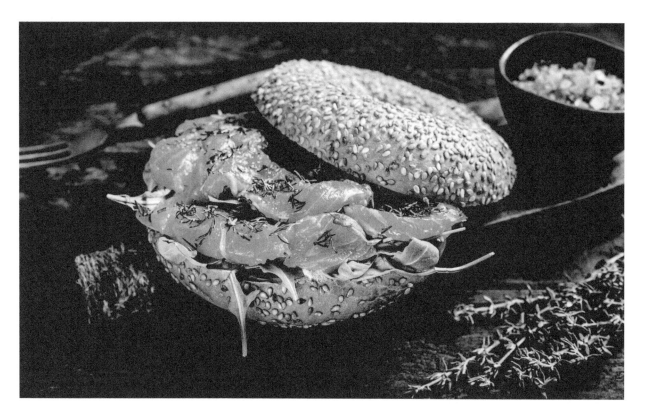

Biscuits aux graines de fenouil

Temps de préparation: 10 minutes

Temps de cuisson: 9 minutes

Portions: 5

Ingrédients:

- 35 g de farine de noix de coco
- 1.25 g de graines de fenouil entières
- 2.5 g de gingembre frais, râpé finement
- 60 ml d'huile de noix de coco ramollie
- 30 ml de miel cru
- 5 ml d'extrait de vanille
- Pincée de cannelle moulue
- Pincée de sel
- Pincer du poivre noir fraîchement moulu

Instructions:

1. Régler le four à 360 °F. Tapisser une plaque à biscuits de papier parchemin.
2. Dans un grand bol, ajouter le tout avec les ingrédients et mélanger jusqu'à obtenir une pâte homogène.
3. Former une petite boule dans le mélange fait sur une plaque à biscuits préparée à l'intérieur d'une seule couche.
4. À l'aide de vos doigts, appuyez doucement le long des boules pour créer les biscuits.
5. Cuire au four au moins 9 minutes ou jusqu'à ce qu'il soit doré.

Nutrition: Calories: 353, Matières grasses: 5 g, Glucides: 19 g, Fibres: 3 g, Protéines: 25 g

Bruschetta à l'ail aux tomates séchées

Temps de préparation: 10 minutes

Temps de cuisson: 5 minutes

Portions: 6

Ingrédients:

- 2 tranches de pain au levain, grillées
- 5 g de ciboulette, hachée
- 1 gousse d'ail, pelée
- 10 g de tomates séchées dans l'huile d'olive, hachées
- 5 ml d'huile d'olive

Instructions:

1. Frotter vigoureusement la gousse d'ail sur un côté de chacune des tranches de pain grillé
2. Répartir des portions égales de tomates séchées sur le côté ail du pain. Saupoudrer de ciboulette et arroser d'huile d'olive.
3. Mettre les deux tranches dans un grille-pain et cuire jusqu'à ce qu'elles soient bien chaudes.
4. Déposer la bruschetta sur une assiette. Servir tiède.

Nutrition: Calories: 149, Protéines: 6,12 g, Matières grasses: 2,99 g, Glucide: 24,39 g

Biscuits à la noix de coco et à la banane

Temps de préparation: 15 minutes

Temps de cuisson: 20 minutes

Portions: 7

Ingrédients:

- 280 g de noix de coco non sucrée, râpée
- 3 bananes moyennes, pelées
- 1.25 g de cannelle moulue
- 2.5 g de curcuma moulu
- Pincée de sel au goût
- Poivre noir fraîchement moulu

Instructions:

1. Régler le four à 350 °F. Tapisser une plaque à biscuits de papier parchemin légèrement graissé.
2. Dans un mélangeur, mélanger tous les ingrédients et mélanger jusqu'à obtenir un mélange pâteux.
3. Former de petites boules dans le mélange et les placer sur une plaque à biscuits préparée en une seule couche.
4. En utilisant vos doigts, appuyez le long des boules pour créer les cookies.
5. Cuire au four au moins 15 à 20 minutes ou jusqu'à ce qu'il soit doré.

Nutrition: Calories: 370, Graisse: 4 g, Glucides: 27 g, Fibres: 11 g, Protéines: 33 g

Pommes de terre rissolées

Temps de préparation: 15 minutes

Temps de cuisson: 15 minutes

Portions: 4

Ingrédients:

- 454 g de pommes de terre Russet, pelées, transformées à l'aide d'une râpe
- Pincée de sel de mer
- Pincée de poivre noir au goût
- 45 ml d'huile d'olive

Instructions:

1. Tapisser un plat allant aux micro-ondes d'essuie-tout. Étaler les pommes de terre râpées sur le dessus. Faire cuire les légumes aux micro-ondes à la température la plus élevée pendant 2 minutes. Retirer du feu.
2. Verser 15 ml d'huile dans une poêle antiadhésive à feu moyen.
3. Cuire par lots, mettre une pincée généreuse de pommes de terre dans l'huile chaude. Presser avec le dos d'une spatule.
4. Cuire 3 minutes de chaque côté ou jusqu'à ce qu'elles soient dorées et croustillantes. Égoutter sur du papier absorbant. Répéter l'opération pour le reste des pommes de terre. Ajouter de l'huile au besoin.
5. Saler et poivrer. Servir.

Nutrition: Calories: 200, Protéines: 4,03 g, Matières grasses: 11,73 g, Glucides: 20,49 g

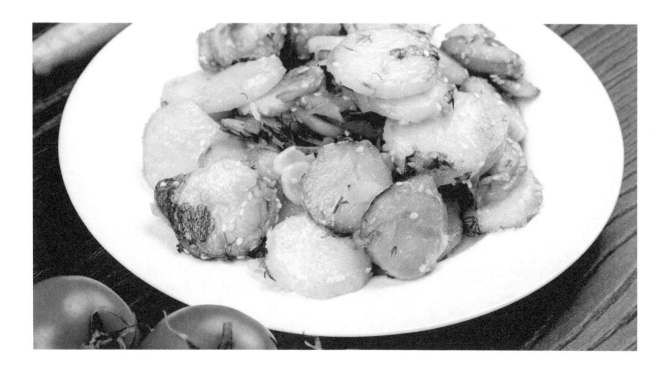

DÉJENEUR

Ratatouille

Temps de préparation: 10 minutes

Temps de cuisson: 30 minutes

Portions: 8

Ingrédients:

- 1 courgette, moyenne et coupée en dés
- 45 ml d'huile d'olive extra vierge
- 2 poivrons, coupés en dés
- 1 courge jaune, moyenne et coupée en dés
- 1 oignon, gros et coupé en dés
- 800 g de tomates entières, pelées
- 1 aubergine, moyenne et coupée en dés sur la peau
- Sel et poivre, au besoin
- 4 branches de thym, fraîches
- 5 gousses d'ail, hachées

Instructions :

1. Pour commencer, chauffer une grande poêle à feu moyen-élevé.
2. Une fois chaud, ajoutez l'huile, l'oignon et l'ail.
3. Faire revenir le mélange d'oignons de 3 à 5 minutes ou jusqu'à ce qu'il soit ramolli.
4. Remuer ensuite l'aubergine, le poivre, le thym et le sel dans la poêle. Bien mélanger.
5. Maintenant, cuire pendant 5 minutes ou jusqu'à ce que l'aubergine se ramollisse.
6. Ajouter ensuite les courgettes, les poivrons, les courges et poursuivre la cuisson 5 minutes. Incorporer ensuite les tomates et bien mélanger.
7. Une fois que tout est ajouté, donner un bon mélange jusqu'à ce que tout se rapproche. Laissez mijoter pendant 15 minutes.
8. Enfin, vérifier l'assaisonnement et ajouter du sel et du poivre si nécessaire.
9. Garnir de persil et de poivre noir moulu.

Nutrition: Calories: 103, Protéines: 2 g, Glucides: 12 g, Matières grasses: 5 g

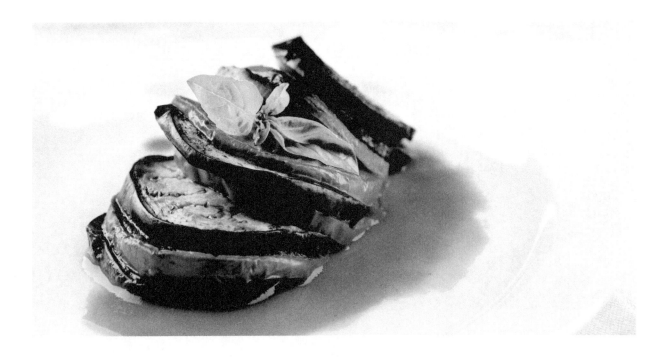

Soupe aux boulettes de poule

Temps de préparation: 10 minutes

Temps de cuisson: 30 minutes

Portions: 4

Ingrédients:

- 900 g de poitrine de poulet, sans la peau, désossée et hachée
- 30 g de coriandre, hachée
- 2 œufs, fouettés
- 1 gousse d'ail, hachée
- 35 g d'oignons verts, hachés
- 1 oignon jaune, haché
- 1 carotte, tranchée
- 15 ml d'huile d'olive
- 1 l de bouillon de poulet
- 15 g de persil, haché
- Une pincée de sel et de poivre noir

Instructions:

1. Dans un bol, mélanger la viande avec les œufs et les autres ingrédients à l'exception de l'huile, de l'oignon jaune, du bouillon et du persil, remuer et façonner des boulettes de viande moyennes.
2. Chauffer une casserole avec l'huile à feu moyen, ajouter l'oignon jaune et les boulettes de viande et faire dorer pendant 5 minutes.
3. Ajouter le reste des ingrédients, mélanger, amener à ébullition et cuire à feu moyen pendant 25 minutes de plus.
4. Verser la soupe dans des bols et servir.

Nutrition: Calories: 200, Matières grasses: 2 g, Fibres: 2 g, Glucides: 14 g, Protéines: 12 g

Salade d'orange au chou et vinaigrette aux agrumes

Temps de préparation: 10 minutes

Temps de cuisson: 0 minutes

Portions: 8

Ingrédients:

- 5 g de zeste d'orange, râpé
- 30 ml de bouillon de légumes à teneur réduite en sodium
- 5 ml de vinaigre de cidre
- 600 g de chou rouge, râpé
- 5 ml de jus de citron
- 1 bulbe de fenouil, tranché finement
- 5 ml de vinaigre balsamique
- 5 ml de vinaigre de framboise
- 30 ml de jus d'orange frais
- 2 oranges, pelées, coupées en morceaux
- 15 ml de miel
- 1.25 g de sel
- Poivre fraîchement moulu
- 20 ml d'huile d'olive

Instructions:

1. Mettre le jus de citron, le zeste d'orange, le vinaigre de cidre, le sel et le poivre, le bouillon, l'huile, le miel, le jus d'orange, le vinaigre balsamique et la framboise dans un bol et fouetter.
2. Extraire les oranges, le fenouil et le chou. Remuer pour enrober.

Nutrition: Calories: 70, Glucides: 14 g, Matières grasses: 0 g, Protéines: 1 g

Soupe verte

Temps de préparation: 10 minutes

Temps de cuisson : 5 minutes

Portions: 2

Ingrédients:

- 240 ml d'eau
- 140 g d'épinards frais et emballés
- ½ citron, pelé
- 1 courgette, petite et hachée
- 30 g de persil frais et haché
- 1 branche de céleri, hachée
- Sel de mer et poivre noir, au besoin
- 1 avocat mûr
- 35 g de basilic
- 15 g graines de chia
- 1 gousse d'ail, hachée

Instructions:

1. Pour faire cette soupe facile à mélanger, placez tous les ingrédients dans un mélangeur à haute vitesse et mélangez pendant 3 minutes ou jusqu'à ce que lisse.
2. Ensuite, vous pouvez le servir froid, ou vous pouvez le réchauffer à feu doux pendant quelques minutes.

Nutrition: Calories: 250, Protéines: 6,9 g, Glucides: 18,4 g, Graisse: 18,1 g

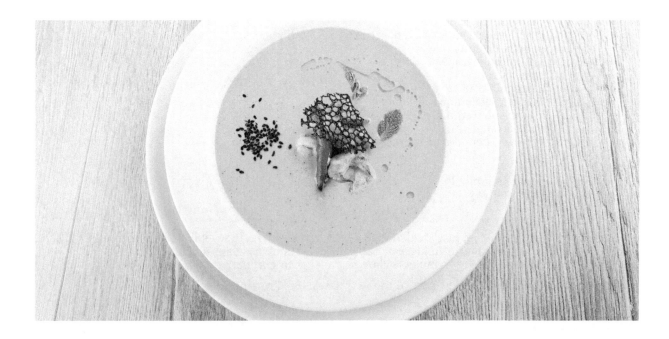

Pain à pizza au pepperoni

Temps de préparation: 20 minutes

Temps de cuisson: 40 minutes

Portions: 4

Ingrédients:

- 1 portion (1 lb) de mélange de pain solidifié, décongelé
- 2 œufs énormes, isolés
- 15 g de cheddar au parmesan moulu
- 15 ml d'huile d'olive
- 5 g de persil émincé
- 5 g d'origan séché
- 2.5 g de poudre d'ail
- 1.25 g de poivre
- 225 g de pepperoni coupé
- 300 g de cheddar mozzarella partiellement écrémé
- 115 g de tiges et de morceaux de champignons, épuisés
- 60- 120 g de poivrons fumés
- 1 poivron vert moyen, coupé en dés
- 1 boîte (60 g) d'olives prêtes coupées
- 1 boîte (500 ml) de sauce à pizza

Instructions:

1. Préchauffer la cuisinière à 350°F. Sur une feuille de préparation lubrifiée, démouler la pâte en forme de carré de 15 x 10 po. Dans un petit bol, consolider les jaunes d'œufs, le cheddar parmesan, l'huile, le persil, l'origan, la poudre d'ail et le poivre. Badigeonner le mélange.
2. Parsemer de pepperoni, cheddar mozzarella, champignons, poivrons, poivrons verts et olives. Déplacer vers le haut, jam déplacer style, en commençant par un long côté; presser pli pour sceller et plier les finitions sous.
3. Positionner la portion avec le pli vers le bas; badigeonner de blancs d'œufs. Essayer de ne pas laisser monter. Préparer jusqu'à ce que la couleur foncée brillante et le mélange est cuit à travers, 35 à 40 minutes. Réchauffer la sauce à pizza; présenter avec la portion coupée.

Nutrition: Calories: 387, Protéines: 18,15 g, Matières grasses: 33,14 g, Glucides: 2,79 g

Betteraves gazpacho

Temps de préparation: 10 minutes

Temps de cuisson: 0 minutes

Portions: 4

Ingrédients:

- 1 boîte de 500 g de haricots du Nord, rincés et égouttés
- 1.25 g de sel casher
- 15 ml d'huile d'olive extra-vierge
- 2.5 g d'ail, frais et haché
- 1 pochette de 6 oz de saumon rose émincé
- 30 ml de jus de citron, fraîchement pressé
- 4 oignons verts, tranchés finement
- 2.5 g de poivre noir moulu
- 2.5 g de zeste de citron râpé
- 35 g de persil plat, frais et haché

Instructions:

1. Placez d'abord le zeste de citron, l'huile d'olive, le jus de citron, le poivre noir et l'ail dans un bol à mélanger de taille moyenne et mélangez-les avec un fouet.
2. Mélanger les haricots, les oignons, le saumon et le persil dans un autre bol de taille moyenne et bien mélanger.
3. Ensuite, verser la vinaigrette au jus de citron sur le mélange de haricots. Bien mélanger jusqu'à ce que la vinaigrette enrobe le mélange de haricots.
4. Servir et savourer.

Nutrition: Calories: 131, Protéines: 1,9 g, Glucides: 14,7 g, Graisse: 8,5 g

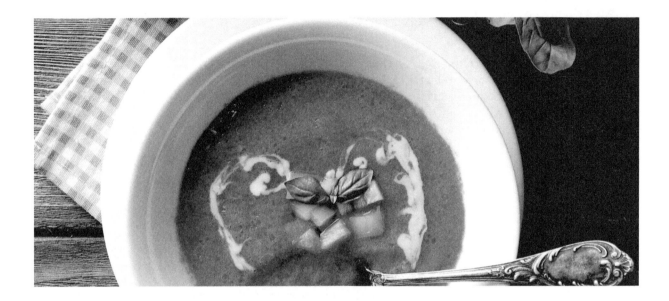

Rigatoni à la courge musquée au four

Temps de préparation: 10 minutes

Temps de cuisson: 1 heure 30 minutes

Portions: 4

Ingrédients:

- 1 énorme courge musquée
- 3 gousses d'ail
- 30 ml d'huile d'olive
- 454 g de rigatoni
- 120 ml de crème substantielle
- 750 g de fromage fontina
- 30 ml de sauce croquante coupée
- 15 g de sel
- 5 g de poivre moulu naturel
- 250 g de chapelure panko

Instructions:

1. Préchauffer le gril à 425 °F. Entre-temps, dans un grand bol, lancer la courge, l'ail et l'huile d'olive à couvrir. Placer sur une énorme feuille de préparation et un plat à rebords jusqu'à ce qu'ils soient délicats, environ 60 minutes. Placer le récipient sur une grille et laisser refroidir légèrement pendant environ 10 minutes. Réduire la cuisinière à 350 °F.

2. Dans l'intervalle, chauffer une énorme casserole d'eau salée au point d'ébullition et cuire rigatoni par roulements de faisceau. Canal et le mettre dans un endroit sûr.
3. À l'aide d'un mélangeur ou d'un transformateur de nourriture, réduire en purée la courge tenue avec une crème écrasante jusqu'à consistance lisse.
4. Dans un grand bol, lancer la purée de courge retenu rigatoni, 2 tasses fontina, sauvy, sel et poivre. Badigeonner la base et les côtés d'un plat de préparation de 9 pouces sur 13 pouces avec de l'huile d'olive. Déplacer le mélange rigatoni-courge dans le plat.
5. Dans un petit bol, consolider le reste de fontina et de panko. Saupoudrer sur les pâtes et chauffer jusqu'à ce qu'elles soient plus foncées, 20 à 25 minutes.

Nutrition: Calories: 654, Protéines: 34,43 g, Matières grasses: 47,92 g, Glucides: 23,17 g

Soupe aux capellinis au tofu et aux crevettes

Temps de préparation: 10 minutes

Temps de cuisson: 10 minutes

Portions: 8

Ingrédients:

- 1 k bok choy, tranchées
- 120 g de crevettes décortiquées
- 1 bloc de tofu ferme, tranché en carrés
- 1 boîte de châtaignes d'eau tranchées, égouttées
- 1 botte d'oignons verts, tranchés
- 480 ml de bouillon de poulet à teneur réduite en sodium
- 10 ml de sauce soya à teneur réduite en sodium
- 500 g de capellini
- 10 ml d'huile de sésame
- Poivre blanc fraîchement moulu
- 5 ml de vinaigre de vin de riz

Instructions:

1. Verser le bouillon dans une casserole à feu moyen-élevé. Porter à ébullition. Ajouter les crevettes, le bok choy, l'huile et la sauce. Laisser bouillir et baisser le feu. Laisser mijoter 5 minutes.
2. Ajouter les châtaignes d'eau, le poivre, le vinaigre, le tofu, les capellinis et les oignons verts. Cuire 5 minutes ou jusqu'à ce que les capellinis soient à peine tendres. Servir chaud.

Nutrition: Calories: 205, Glucides: 20 g, Gras: 9 g, Protéines: 9 g

Riz aux crevettes au beurre au citron

Temps de préparation: 10 minutes

Temps de cuisson: 10 minutes

Portions: 3

Ingrédients:

- 35 g de riz sauvage cuit
- 2.5 g de beurre divisé
- 1.25 ml d'huile d'olive
- 240 g de crevettes crues, décortiquées, devinées, égouttées
- 120 g de pois surgelés, décongelés, rincés, égouttés
- 15 ml de jus de citron, fraîchement pressé
- 15 g de ciboulette, hachée
- Pincée de sel de mer, au goût

Instructions:

1. Verser 1.25 g de beurre et d'huile dans un wok à feu moyen. Ajouter les crevettes et les pois. Faire sauter jusqu'à ce que les crevettes soient rose corail, environ 5 à 7 minutes.
2. Ajouter le riz sauvage et cuire jusqu'à ce qu'il soit bien chaud. Saler et beurrer.
3. Déposer dans une assiette. Saupoudrer de ciboulette et de jus de citron. Servir.

Nutrition: Calories: 510, Glucides: 0 g, Matières grasses: 0 g, Protéines: 0 g

Soupe de chou-fleur

Temps de préparation: 10 minutes

Temps de cuisson: 10 minutes

Portions: 10

Ingrédients:

- 180 ml d'eau
- 10 ml d'huile d'olive
- 1 oignon, coupé en dés
- 1 tête de chou-fleur, seulement les fleurons
- 1 boîte de lait de coco entier
- 5 g de curcuma
- 5 g de gingembre
- 5 ml de miel cru

Instructions:

1. Mettre toutes les fixations dans une grande marmite, et faire bouillir pendant environ 10 minutes.
2. Utiliser un mélangeur à immersion pour mélanger et rendre la soupe lisse. Servir.

Nutrition: Glucides totaux: 7 g, Fibres: 2 g, Protéines: 2 g, Matières grasses totales: 11 g, Calories: 129

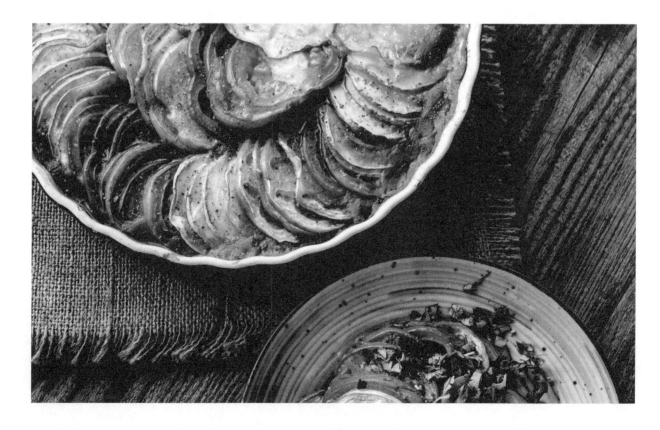

Trempette aux pommes et aux tomates

Temps de préparation: 10 minutes

Temps de cuisson: 34 minutes

Portions: 2 à 4

Ingrédients:

- 60 ml de vinaigre de cidre
- 1.25 g de poivre noir fraîchement moulu
- 2.5 g de sel de mer
- 1 gousse d'ail, hachée finement
- 1 échalote de grande taille, coupée en dés
- 15 g de pâte de tomate naturelle
- 15 ml d'huile d'olive extra-vierge
- 1 c. à table de sirop d'érable
- 1.25 g de clous de girofle moulus
- 3 pommes de taille moyenne, hachées grossièrement
- 3 tomates de taille moyenne, hachées grossièrement

Instructions:

1. Mettez l'huile dans une énorme poêle profonde et faites-la chauffer à feu moyen.
2. Mettre dans l'échalote et cuire jusqu'à ce que la lumière brun pendant environ 2 minutes.
3. Incorporer la pâte de tomates, l'ail, le sel, le poivre et les clous de girofle pendant environ une demi-minute. Mettez ensuite les pommes, les tomates, le vinaigre et le sirop d'érable.
4. Porter à ébullition puis diminuer le feu pour laisser mijoter environ 30 minutes. Laisser refroidir pendant 20 minutes supplémentaires avant de placer le mélange dans le mélangeur. Mélanger le mélange jusqu'à obtenir la consistance désirée.
5. Conserver dans un bocal Mason ou un contenant hermétique; placer au réfrigérateur pendant un maximum de 5 jours.
6. Servir sur un burger ou avec des frites.

Nutrition: Calories: 142, Protéines: 3 g, Matières grasses: 3,46 g, Glucides: 26,93

Steak de thon chaud

Temps de préparation: 10 minutes

Temps de cuisson: 15 minutes

Portions: 6

Ingrédient:

- 35 g de grains de poivre noir entiers
- 30 ml d'huile d'olive extra-vierge
- 30 ml de jus de citron frais
- 6 steaks de thon coupés
- Poivrer
- Mayonnaise à l'ail à l'orange rôtie
- Sel

Instructions:

1. Mettre le thon dans un récipient. Mettre l'huile, le jus de citron, le sel et le poivre. Retourner le thon pour bien l'enrober de marinade.
2. Se reposer pendant au moins 15 à 20 minutes, en se retournant une fois.
3. Placez les grains de poivre dans des sacs en plastique de deux épaisseurs. Tapotez les grains de poivre avec une grande poêle ou un petit marteau pour les écraser grossièrement. Mets-le sur une grande assiette.
4. Une fois prête à cuire le thon, plongé les bords dans les grains de poivre écrasés. Chauffer une poêle antiadhésive à feu modéré. Saisir les steaks de thon, en lots si nécessaire, pendant environ 4 mi-

nutes par côté pour le poisson moyen-saignant, en mettant dans 30-45 ml de la marinade à la poêle si nécessaire, pour arrêter de coller.
5.   Servir avec la mayonnaise à l'ail orange rôtie

Nutrition: Calories: 124, Matières grasses: 0,4 g, Glucides: 0,6 g, Protéines: 28 g, Sucre: 0 g, Sodium: 77 mg

Palourdes à l'irlandaise

Temps de préparation: 5 minutes

Temps de cuisson: 15 minutes

Portions: 4

Ingrédients:

- 1 bouteille de cidre infusé
- 1 petite pomme verte; hachée.
- 15 ml d'huile d'olive
- 2 gousses d'ail; hachées
- 900 g de palourdes; épluchées
- 2 ressorts de thym; hachés.
- pancetta de 80 g
- 45 ml de ghee
- Jus de citron
- Sel et poivre noir au goût.

Instructions:

Chauffer une poêle avec l'huile à feu modéré à élevé et faire dorer la pancetta environ 3 minutes et baisser la température à modéré.

Ajouter le ghee, l'ail, le sel, le poivre et l'échalote; remuer et cuire environ 3 minutes

Soulever à nouveau le feu, mettre dans le cidre; remuer abondamment et cuire pendant une minute

Mettre les palourdes et le thym, couvrir la casserole et laisser mijoter pendant 5 minutes

Jeter les palourdes non ouvertes, ajouter le jus de citron et les morceaux de pomme; remuer et diviser en bols. Servir chaud.

Nutrition: Calories: 100, Matières grasses: 2 g, Fibres: 1 g, Glucides: 1 g, Protéines: 20 g

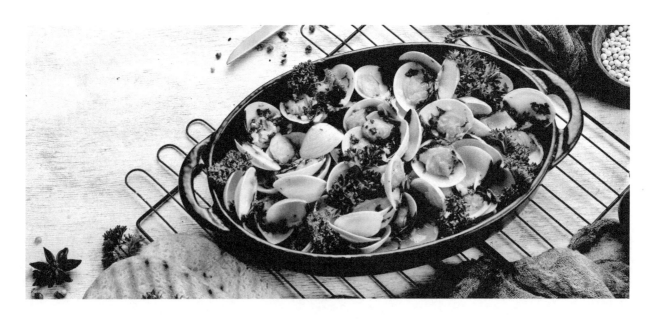

Chaudrée italienne au flétan

Temps de préparation: 5 minutes

Temps de cuisson: 20 minutes

Portions: 8

Ingrédients:

- 125 ml jus de pomme biologique non sucré
- 2.5 g de basilic séché
- 125 ml de jus de tomate
- 1 oignon, haché
- 1 poivron rouge, épépiné et haché
- 1.25 g de thym séché
- 2 pavés de flétan de ½ lb, coupés en cubes
- 30 ml d'huile d'olive
- 3 gousses d'ail, hachées
- 3 branches de céleri, hachées
- Sel et poivre au goût

Instructions:

1. Mettre une casserole à fond épais sur feu modéré à élevé et chauffer la casserole pendant quelques minutes. Mettre dans l'huile et chauffer pendant 1 minute.
2. Faire revenir l'oignon, le céleri et l'ail jusqu'à ce qu'ils soient aromatiques.
3. Incorporer les darnes de flétan et le poivron. Faire revenir environ 3 minutes.
4. Verser le reste des ingrédients et bien mélanger.
5. Couvrir et porter à ébullition. Une fois l'ébullition terminée, baisser le feu à ébullition pendant environ 10 minutes.
6. Modifier l'assaisonnement au goût.
7. Servir et savourer.

Nutrition: Calories: 318, Graisse: 23 g, Glucides: 6 g, Protéines: 21 g, Fibres: 1

DÎNER

Généreux avocat de saumon farci

Temps de préparation: 10 minutes

Temps de cuisson: 0 minutes

Portions: 2

Ingrédients:

- 1 avocat biologique mûr
- 60 g de saumon fumé sauvage
- 30 g de fromage de cajou
- 30 ml d'huile d'olive extra vierge
- Graines de tournesol au besoin

Instructions:

1. Couper l'avocat en deux et le retirer
2. Ajouter le reste des ingrédients au robot et mélanger jusqu'à ce qu'ils soient hachés grossièrement
3. Verser le mélange dans l'avocat
4. Servir et profiter!

Nutrition: Calories: 525, Matières grasses: 47 g, Glucides: 4 g, Protéines: 19 g

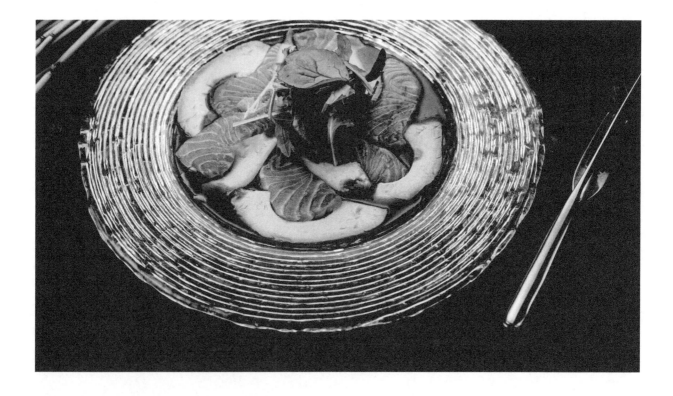

Soupe cajun jambalaya

Temps de préparation: 15 minutes

Temps de cuisson: 40 minutes

Portions: 6

Ingrédients:

- 450 g de grosses crevettes crues et déveinées
- 120 g de poulet, coupé en dés
- 60 ml de sauce piquante Frank
- 500 g gombo
- 45 ml d'assaisonnement cajun
- 2 feuilles de laurier
- ½ tête de chou-fleur
- 1 grande boîte biologique, coupée en dés
- 1 gros oignon, haché
- 2 gousses d'ail, coupées en dés
- 1.250 ml de bouillon de poulet
- 4 poivrons

Instructions:

1. Dans une casserole à fond épais, ajouter tous les ingrédients sauf le chou-fleur
2. Placez-le sur le feu
3. Bien mélanger et porter à ébullition
4. Une fois bouilli, baisser le feu pour mijoter
5. Laisser mijoter 30 minutes
6. Riz le chou-fleur dans votre mélangeur
7. Remuer dans la casserole et laisser mijoter encore 5 minutes
8. Servir et profiter!

Nutrition: Calories: 143, Matières grasses: 3 g, Glucides: 14 g, Protéines: 17 g

Gommes anti-étincelles au curcuma

Temps de préparation: 4 heures

Temps de cuisson: 10 minutes

Portions: 6

Ingrédients:

- 5 g de curcuma
- 120 g de gélatine en poudre, non aromatisée
- 90 ml de sirop d'érable
- 710 ml d'eau

Instructions:

1. Dans une casserole, mélanger le sirop d'érable, le curcuma et l'eau
2. Porter à ébullition pendant 5 minutes
3. Retirer du feu et saupoudrer de poudre de gélatine
4. Mélanger pour hydrater la gélatine
5. Mettre le feu et porter à ébullition jusqu'à ce que la gélatine se dissolve correctement
6. Prendre un plat et verser le mélange
7. Laisser refroidir 4 heures au réfrigérateur
8. Une fois prêt, trancher et servir
9. Amusez-vous!

Nutrition: Calories: 68, Graisse: 0,03 g, Glucides: 17 g, Protéines: 0,2 g

Roulés au thon épicés

Temps de préparation: 10 minutes

Temps de cuisson: 0 minute

Portions: 6

Ingrédients:

- 1 boîte de thon à nageoires jaunes, capturé à l'état sauvage
- 1 concombre moyen
- 2 tranches d'avocat, coupées en dés
- 1.25 g de sel
- 1.25 (poivre)

Instructions:

Prendre un concombre et utiliser une mandoline pour le trancher finement sur la longueur

Prendre un bol à mélanger et ajouter l'avocat et le thon

Saler et poivrer au goût

Verser le mélange de thon et d'avocat

Répartir uniformément sur les tranches de concombre

Rouler les tranches de concombre

Utiliser un cure-dent pour fixer les extrémités

Servir frais et savourer!

Nutrition: Calories: 135, Matières grasses: 10 g, Glucides: 6 g, Protéines: 7 g

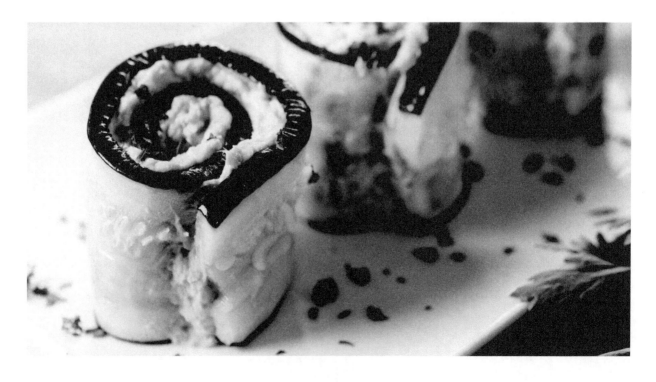

Barres à dattes au gingembre

Temps de préparation: 10 minutes

Temps de cuisson: 20 minutes

Portions: 8

Ingrédients:

- 180 g de dattes dénoyautées
- 375 g d'amande, trempée dans l'eau du lendemain
- 60 ml de lait d'amande
- 5 g gingembre moulu

Instructions:

1. Préchauffer le four à 350 °F
2. Placer l'amande dans un robot
3. Mélanger jusqu'à obtenir une pâte épaisse
4. Presser la pâte dans un plat tapissé de papier parchemin
5. Mettre de côté
6. Faites le mélange de dattes en combinant le reste des ingrédients dans votre robot
7. Verser le mélange de dattes sur la croûte d'amandes
8. Cuire au four 20 minutes
9. Laisser refroidir avant de les trancher
10. Servir et profiter!

Nutrition: Calories: 45, Matières grasses: 0,3 g, Glucides: 11 g, Protéines: 0,5 g

Brocoli rôti savoureux

Temps de préparation: 5 minutes

Temps de cuisson: 20 minutes

Portions: 4

Ingrédients:

- 1k de bouquets de brocoli
- 15 ml d'huile d'olive
- Graines de tournesol et poivre au goût

Instructions:

1. Préchauffer le four à 400 °F
2. Ajouter le brocoli dans un sac à glissière avec l'huile et agiter jusqu'à ce qu'il soit enrobé
3. Ajouter l'assaisonnement et agiter de nouveau
4. Étaler le brocoli sur la plaque et cuire au four 20 minutes
5. Laisser refroidir et servir
6. Amusez-vous!

Nutrition: Calories: 62, Matières grasses: 4 g, Glucides: 4 g, Protéines: 4 g

La bonté du poulet pané aux amandes

Temps de préparation: 15 minutes

Temps de cuisson: 15 minutes

Portions: 3

Ingrédients:

- 2 gros poitrines de poulet, désossées et sans peau
-
- 375 g de farine d'amande assaisonnée
- 30 ml d'huile de noix de coco
- Poivre citron, au goût
- Persil pour la décoration

Instructions:

1. Coupez les poitrines de poulet en deux et pilez chaque moitié jusqu'à une épaisseur de 14 pouces.
2. Placer une poêle à feu moyen, ajouter l'huile et chauffer.
3. Laisser tremper chaque tranche de poitrine de poulet dans le jus de citron pendant 2 minutes.
4. Retourner et réserver 2 minutes de l'autre côté.
5. Enrober les deux côtés du poulet de farine d'amande.
6. Ajouter le poulet enrobé à l'huile chaude et cuire 4 minutes de chaque côté, en prenant soin de saupoudrer généreusement de poivre citron.
7. Répéter avec une feuille tapissée de papier jusqu'à ce que tout le poulet soit frit.
8. Savourer! Garnir de persil et servir!

Nutrition: Calories: 315, Matières grasses: 22 g, Glucides: 3 g, Protéines: 16 g

Jus d'orange au curcuma vanille

Temps de préparation: 2 heures

Temps de cuisson: 0 minute

Portions: 2

Ingrédients:

- 3 oranges, pelées et coupées en quartiers
- 5 ml d'extrait de vanille
- 250 ml de lait d'amande non sucré
- 2.5 g de cannelle
- 1.25 g de curcuma
- Une pincée de poivre

Instructions:

1. Ajoutez tous les ingrédients dans votre mélangeur
2. Pouls lisse
3. Servir frais et savourer!

Nutrition: Calories: 188, Matières grasses: 5 g, Glucides: 33 g, Protéines: 5 g

Gélatine d'hibiscus au gingembre

Temps de préparation: 2 heures

Temps de cuisson: 20 minutes

Portions: 5

Ingrédients:

- 45 g de fleur d'hibiscus, séchée
- 30 g de poudre de gélatine
- 5 ml de jus de gingembre
- 25 ml de miel
- 250 ml d'eau

Instructions:

1. Amener l'eau à ébullition
2. Une fois bouilli, retirer du feu
3. Ajouter des fleurs d'hibiscus à l'eau bouillante
4. Laisser infuser pendant 5 minutes
5. Enlever les fleurs et jeter
6. Chauffer le liquide et ajouter le miel, le gingembre et la gélatine
7. Dissoudre la gélatine
8. Prendre une plaque de cuisson et verser le mélange
9. Placer au réfrigérateur et laisser reposer
10. Trancher la gélatine et servir. Savourer!

Nutrition: Calories: 27, Graisse: 0,06 g, Glucides: 7 g, Protéines: 0,2 g

Moules citronnées

Temps de préparation: 5 minutes

Temps de cuisson: 5 minutes

Portions: 4

Ingrédients:

- 15 ml d'huile d'olive extra vierge
- 2 gousses d'ail hachées
- 900 g de moules épurées
- Jus 1 citron

Instructions:

1. Mettre un peu d'eau dans une casserole, ajouter les moules, porter à ébullition à feu moyen, cuire pendant 5 minutes, jeter les moules non ouvertes et les transférer dans un bol.
2. Dans un autre bol, mélanger l'huile avec l'ail et le jus de citron fraîchement pressé, bien fouetter et ajouter sur les moules, mélanger et servir.
3. Amusez-vous!

Nutrition: Calories: 140, Matières grasses: 4 g, Glucides: 8 g, Protéines: 8 g, Sucre: 4 g, Sodium: 600 mg

Parfait aux fruits tropicaux

Temps de préparation: 10 minutes

Temps de cuisson: 0 minutes

Portions: 1

Ingrédients:

- 15 g d'amandes effilées grillées
- 60 ml de yogourt de soya nature
- 125 g de fruits en cubes de ½ po (ananas, mangue et kiwi)

Instructions:

1. Préparer les fruits frais en les pelant et en les tranchant en cubes de ½ po.
2. Placer les cubes de fruits dans un bol et garnir d'une cuillerée de yogourt de soja.
3. Garnir de tranches d'amandes et, si désiré, réfrigérer une heure avant.

Nutrition: Calories: 119, Graisse: 21 g, Glucides: 25 g, Protéines: 9 g, Sucre: 23 g, Fibres: 7 g

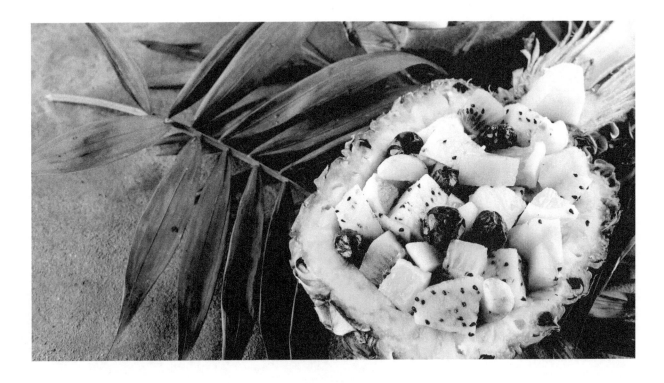

Pâtes aux courgettes et sauce à l'avocat

Temps de préparation: 10 minutes

Temps de cuisson: 5 minutes

Portions: 1

Ingrédients:

- Un jus de citron pressé
- Sel et poivre au goût
- 15 ml de lait de coco
- ½ avocat mûr
- 1 courgette moyenne coupée en nouilles
- 30 ml d'huile d'olive

Instructions:

1. Chauffer l'huile dans une poêle à feu moyen et ajouter les nouilles de courgette. Faire revenir 3 minutes ou jusqu'à ce que les nouilles aient ramolli.
2. Pendant la cuisson des courgettes, écraser l'avocat avec le lait de coco, le jus de citron, le sel et le poivre.
3. Ajouter la sauce aux nouilles de courgettes et faire sauter. Servir tiède.

Nutrition: Calories: 471, Graisse: 41 g, Glucides: 23 g, Protéines: 6 g, Sucre: 23 g, Fibres: 7 g

Cerises et quinoa

Temps de préparation: 5 minutes

Temps de cuisson: 15 minutes

Portions: 1

Ingrédients:

- 5 ml de miel – facultatif
- 1.25 g de cannelle moulue
- 1.25 ml d'extrait de vanille
- 125 g cerises séchées non sucrées
- 125 g de quinoa sec
- 250 ml d'eau

Instructions:

1. Laver le quinoa dans un bol en le frottant vigoureusement entre les mains. Jeter l'eau et rincer deux fois de plus.
2. Sur feu moyen-élevé, placer une poêle antiadhésive moyenne.
3. Ajouter la cannelle, l'extrait de vanille, les cerises et le quinoa.
4. Porter à ébullition et remuer de temps en temps.
5. Une fois l'eau bouillante, faire mijoter, couvrir la poêle et cuire jusqu'à ce que toute l'eau soit absorbée et que le quinoa soit tendre environ 15 minutes.
6. Éteignez le feu et laissez-le se couvrir pendant 10 minutes de plus.
7. Transférer dans un bol de service et si vous utilisez du miel, verser et mélanger.
8. Servir et savourer.

Nutrition: Calories: 386, Graisse: 5,3 g, Glucides: 72,12 g, Protéines: 13,0 g, Fibres: 7,7 g

Bol de fruits avec garniture au yogourt

Temps de préparation: 15 minutes

Temps de cuisson: 0 minutes

Portions: 6

Ingrédients:

- 35 g de cassonade dorée
- 35 g de gingembre frais émincé
- 1 yogourt grec de 400 ml
- 1.25 g de cannelle moulue
- 30 ml de miel
- 70 g de canneberges séchées
- 3 oranges navel
- 2 grandes mandarines
- 1 pamplemousse rose, pelé

Instructions:

1. En sections, casser les mandarines et le pamplemousse.
2. Couper les tranches de mandarine en deux et les tranches de pamplemousse en tiers. Placer tous les fruits tranchés et leur jus dans un grand bol.
3. Peler les oranges, retirer la moelle, couper en rondelles de ¼ de pouce d'épaisseur, puis couper en quartiers. Transférer dans le bol de fruits avec le jus.
4. Dans le bol, ajouter la cannelle, le miel et ¼ tasse de canneberges. Placer dans la réf pendant une heure.
5. Dans un bol moyen, mélanger le gingembre et le yogourt. Déposer sur le bol de fruits et arroser du reste des canneberges et de la cassonade.
6. Servir et savourer.

Nutrition: Calories: 171, Graisse: 1 g, Glucides: 35 g, Protéines: 9 g, Sucre: 23 g, Fibres: 7 g

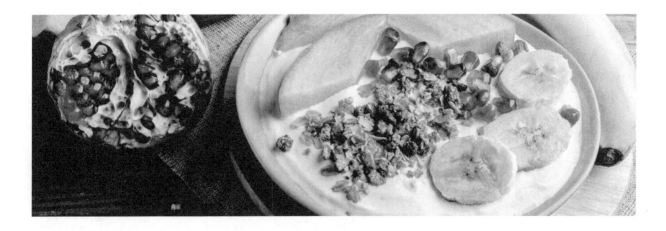

Bar blanc grill

Temps de préparation: 5 minutes

Temps de cuisson: 10 minutes

Portions: 2

Ingrédients:

- 5 g d'ail haché
- Poivre noir moulu
- 15 ml de jus de citron
- 225 g de filets de bar blanc
- 1.25 g de mélange aromatisant sans sel

Instructions:

1. Préchauffer le gril et placer la grille à 4 pouces de la source de chaleur.
2. Vaporiser légèrement une plaque de cuisson d'enduit à cuisson. Déposer les filets dans la plaque. Saupoudrer le jus de citron, l'ail, l'assaisonnement aux herbes et le poivre sur les filets.
3. Griller jusqu'à ce que le poisson soit opaque tout au long de l'essai avec une pointe de couteau, environ 8 à 10 minutes.
4. Servir immédiatement.

Nutrition: Calories: 114, Graisse: 2 g, Glucides: 2 g, Protéines: 21 g, Sucre: 0,5 g, Sodium: 78 mg

Pommes de terre à la racine de céleri

Temps de préparation: 10 minutes

Temps de cuisson: 10 minutes

Portions: 4

Ingrédients:

- 60 ml d'huile de noix de coco
- 1.25 g de sel de mer
- 2 à 3 racines de céleri moyennes

Instructions:

1. Frotter le céleri-rave et le peler avec un éplucheur à légumes.
2. Râper le céleri dans un robot ou une râpe manuelle.
3. Dans une poêle, ajouter l'huile et chauffer à feu moyen.
4. Déposer le céleri râpé dans la poêle et saupoudrer de sel.
5. Laisser cuire 10 minutes de chaque côté ou jusqu'à ce que le céleri râpé brunisse.
6. Servir chaud.

Nutrition: Calories: 161, Graisse: 3 g, Glucides: 35 g, Protéines: 1,9 g, Sucre: 0 g, Fibres: 3 g

Chou frisé braisé

Temps de préparation: 10 minutes

Temps de cuisson: 5 minutes

Portions: 3

Ingrédients:

- 30-45 ml d'eau
- 15 ml d'huile de noix de coco
- ½ poivron rouge tranché
- 2 branches de céleri (tranchées à ¼ po d'épaisseur
- 1.250 g de chou frisé haché

Instructions:

1. Chauffer une poêle à feu moyen.
2. Ajouter l'huile de coco et faire revenir le céleri au moins 5 minutes.
3. Ajouter le chou frisé et le poivron rouge.
4. Ajouter 15 ml d'eau.
5. Laisser flétrir les légumes pendant quelques minutes. Ajouter 15 ml d'eau si le chou frisé commence à coller à la poêle.
6. Servir chaud.

Nutrition: Calories: 61, Matières grasses: 5 g, Glucides: 3 g, Protéines: 1 g, Sucre: 1 g, Fibres: 1 g

Saumon tendre à la moutarde

Temps de préparation: 10 minutes

Temps de cuisson: 20 minutes

Portions: 2

Ingrédients:

1. 75 g d'aneth haché
2. 60 ml de crème sûre
3. Poivrer
4. 30 ml de moutarde de Dijon
5. 5 g de poudre d'ail
6. 150 g de filets de saumon
7. 30-45 ml de jus de citron

Instructions:

1. Mélanger la crème sûre, la moutarde, le jus de citron et l'aneth.
2. Assaisonner les filets avec le poivre et la poudre d'ail.
3. Disposer le saumon sur une plaque de cuisson côté peau vers le bas et couvrir de la sauce à la moutarde préparée.
4. Cuire au four 20 minutes à 390 °F.

Nutrition: Calories: 318, Graisse: 12 g, Glucides: 8 g, Protéines: 40,9 g, Sucre: 909,4 g, Sodium: 1,4 mg

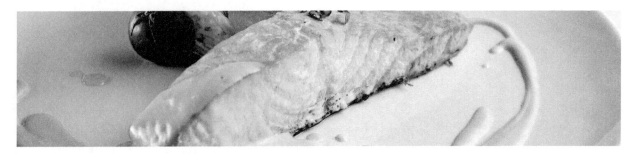

Cœurs de poireaux, de chou-fleur et d'artichauts braisés

Temps de préparation: 10 minutes

Temps de cuisson: 10 minutes

Portions: 4

Ingrédient:

- 30 ml d'huile de noix de coco
- 2 gousses d'ail, hachées
- 300 g de cœurs d'artichaut
- 300 g de poireaux hachés
- 300 g de fleurs de chou-fleur

Instructions:

1. Chauffer l'huile dans une poêle à feu moyen-élevé.
2. Ajouter l'ail et faire revenir 1 minute. Ajouter les légumes et remuer constamment jusqu'à ce que les légumes soient cuits.
3. Servir avec du poulet rôti, du poisson ou du porc.

Nutrition: Calories: 111, Matières grasses: 1 g, Glucides: 1 3 g, Protéines: 3 g, Sucre: 2 g, Fibre: 4 g

Ragoût de pétoncles

Temps de préparation: 10 minutes

Temps de cuisson: 20 minutes

Portions: 4

Ingrédients:

- 2 poireaux, hachés
- 30 ml d'huile d'olive
- 5 g de jalapeno haché
- 10 g d'ail haché
- Une pincée de sel et de poivre noir
- 1.25 g de cannelle moulue
- 1 carotte, hachée
- 5 g de cumin moulu
- 300 g de tomates hachées
- 240 ml de bouillon de légumes
- 454 g de crevettes décortiquées et déveinées
- 454 g de pétoncles
- 30 g de coriandre hachée

Instructions:

1. Chauffer une casserole avec l'huile à feu moyen, ajouter l'ail et les poireaux, remuer et cuire 7 minutes. Ajouter le jalapeno, le sel, le poivre, le cayenne, les carottes, la cannelle et le cumin, remuer et cuire 5 minutes de plus.
2. Ajouter les tomates, le bouillon, les crevettes et les pétoncles, remuer, cuire encore 6 minutes, puis diviser
3. dans des bols, saupoudrer de coriandre et servir.
4. Amusez-vous!

Nutrition: Calories: 251, Graisses: 4 g, Fibres: 4 g, Glucides: 11 g, Protéines: 17 g

Poisson cuit au four épicé

Temps de préparation: 5 minutes

Temps de cuisson: 15 minutes

Portions: 5

Ingrédients:

- 15 ml d'huile d'olive
- 5 g d'épices sans sel
- 1 filet de saumon de 454 g

Instructions:

1. Préchauffer le four à 350 °F.
2. Saupoudrer le poisson d'huile d'olive et d'assaisonnement.
3. Cuire au four 15 minutes à découvert.
4. Trancher et servir.

Nutrition: Calories: 192, Graisse: 11 g, Glucides: 14,9 g, Protéines: 33,1 g, Sucre: 0,3 g, Sodium: 505,6 mg

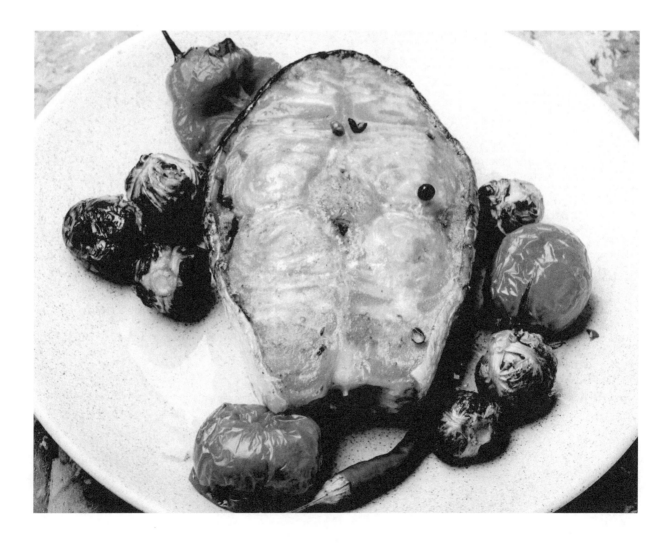

POISSONS ET FRUIT DE MER

Pâtes au thon au fromage

Temps de préparation: 10 minutes

Temps de cuisson: 20 minutes

Portions: 2 à 4

Ingrédients:

- 500 g de roquette
- 60 g d'oignons verts hachés
- 15 ml de vinaigre rouge
- 30 g de thon en conserve égoutté
- 1.25 g de poivre noir
- 60 g de pâtes de blé entier cuites
- 30 ml d'huile d'olive
- 30 g de parmesan faible en gras râpé

Instructions:

1. Cuire les pâtes dans l'eau non salée jusqu'à ce qu'elles soient prêtes. Égoutter et réserver.
2. Dans un grand bol, mélanger le thon, les oignons verts, le vinaigre, l'huile, la roquette, les pâtes et le poivre noir.
3. Bien mélanger et garnir de fromage.
4. Servir et savourer.

Nutrition: Calories: 566.3, Graisse: 42.4 g, Glucides: 18.6 g, Protéines: 29.8 g, Sucre: 0.4 g, Sodium: 688.6 mg

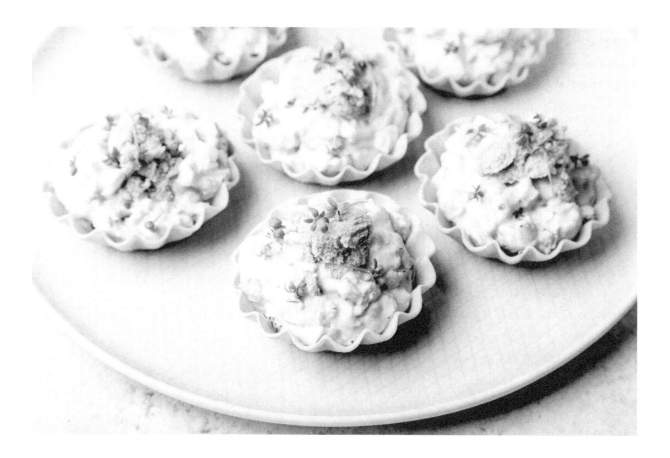

Saumon et poivrons rôtis

Temps de préparation: 5 minutes

Temps de cuisson: 25 minutes

Portions: 4

Ingrédients:

- 250 g de poivrons rouges, coupés en lanières
- 4 filets de saumon désossés
- 60 ml de bouillon de poulet
- 30 ml d'huile d'olive
- 1 oignon jaune, haché
- 30 g de coriandre, hachée
- Pincée de sel de mer
- Pincée de poivre noir

Instructions:

1. Chauffer une poêle avec l'huile à feu moyen-élevé; ajouter l'oignon et faire revenir 5 minutes.
2. Mettre le poisson et cuire au moins 5 minutes de chaque côté.
3. Ajouter le reste des ingrédients, déposer la poêle au four et cuire à 390°F pendant 10 minutes.
4. Répartir le mélange entre les assiettes et servir.

Nutrition: Calories: 265, Graisse: 7 g, Glucides: 1 g, Protéines: 16 g

Crevettes et betterave

Temps de préparation: 10 minutes

Temps de cuisson: 10 minutes

Portions: 4

Ingrédients:

- 454 g de crevettes décortiquées et déveinées
- 30 ml d'huile d'avocat
- 2 oignons verts, hachés
- 2 gousses d'ail, émincées
- 1 betterave, pelée et coupée en cubes
- 15 ml de jus de citron
- Pincée de sel de mer
- Pincée de poivre noir
- 5 g de noix de coco aminos

Instructions:

1. Chauffer une poêle avec l'huile à feu moyen-élevé, ajouter les oignons et l'ail et faire revenir 2 minutes.
2. Ajouter les crevettes et les autres ingrédients, remuer, cuire le mélange pendant 8 minutes, répartir dans des bols et servir.

Nutrition: Calories: 281, Graisse: 6 g, Fibres: 7, Glucides: 11 g, Protéines: 8 g

Crevettes et maïs

Temps de préparation: 5 minutes

Temps de cuisson: 10 minutes

Portions: 4

Ingrédients:

- 454 g de crevettes décortiquées et déveinées
- 2 gousses d'ail, émincées
- 250 g de maïs
- 60 ml de bouillon de légumes
- 1 botte de persil haché
- Jus 1 lime
- 30 ml d'huile d'olive
- Pincée de sel de mer
- Pincée de poivre noir

Instruction:

1. Chauffer une poêle avec l'huile à feu moyen-élevé, puis mettre l'ail et le maïs et faire sauter pendant 2 minutes.
2. Ajouter les crevettes et les autres ingrédients, mélanger, faire cuire pendant 8 minutes de plus, diviser entre les assiettes et servir.

Nutrition: Calories: 343, Protéines: 29,12 g, Matières grasses: 10,97 g, Glucides: 34,25 g

Crevettes au chili et ananas

Temps de préparation: 10 minutes

Temps de cuisson: 10 minutes

Portions: 4

Ingrédients:

- 454 g de crevettes décortiquées et déveinées
- 30 ml de pâte de chili
- Pincée de sel de mer
- Pincée de poivre noir
- 15 ml d'huile d'olive
- 250 g d'ananas pelé et coupé en cubes
- 2.5 g de gingembre râpé
- 10 g d'amandes, hachées
- 30 g de coriandre, hachée

Instructions:

1. Chauffer une poêle avec l'huile à feu moyen-élevé, ajouter le gingembre et la pâte de chili, remuer et cuire 2 minutes.
2. Ajouter les crevettes et les autres ingrédients, remuer, cuire le mélange 8 minutes de plus, répartir dans des bols et servir.

Nutrition: Calories: 261, Graisses: 4 g, Fibres: 7 g, Glucides: 15 g, Protéine: 8 g

Pétoncles balsamique

Temps de préparation: 5 minutes

Temps de cuisson: 10 minutes

Portions: 4

Ingrédients:

- 454 g de pétoncles
- 4 oignons verts, hachés
- 30 ml d'huile d'olive
- 15 ml de vinaigre balsamique
- 15 g de coriandre, hachée
- Une pincée de sel et de poivre noir

Instructions:

1. Chauffer une poêle avec l'huile à feu moyen-élevé, ajouter les pétoncles, les pétoncles et les autres ingrédients, mélanger, cuire pendant 10 minutes, répartir dans des bols et servir.

Nutrition: Calories: 300, Graisses: 4 g, Fibres: 4 g, Glucides: 14 g, Protéines: 17 g

Cari de corégone

Temps de préparation: 10 minutes

Temps de cuisson: 15 minutes

Portions: 6

Ingrédients:

- 1 oignon haché
- 454 g de filets de poisson blanc fermes
- 35 g de coriandre fraîche hachée
- 250 ml de bouillon de légumes
- 2 gousses d'ail hachées
- 15 g de gingembre frais émincé
- 5g de sel
- 1.25 g de poivre noir moulu
- Quartiers de citron
- 1 citronnelle meurtrie
- 500 g de courge musquée en cubes
- 10 g de poudre de cari
- 30 ml d'huile de noix de coco
- 500 g de brocoli haché
- 30 ml de lait de coco
- 1 oignon vert émincé

Instructions:

1. Dans une casserole, ajouter l'huile de coco et faire fondre.
2. Ajouter l'oignon, le cari en poudre, le gingembre, l'ail et les assaisonnements, puis faire sauter pendant 5 minutes
3. Ajouter le brocoli, la citronnelle et la courge musquée et faire revenir 2 minutes de plus
4. Incorporer le bouillon et le lait de coco et porter à ébullition. Baisser le feu pour laisser mijoter et ajouter le poisson.
5. Couvrir la casserole, laisser mijoter 5 minutes, puis jeter la citronnelle.
6. Verser le cari dans un bol de service moyen.
7. Ajouter l'oignon vert et la coriandre avant de servir avec les quartiers de citron.
8. Profitez.

Nutrition: Calories: 218, Protéines: 18,1 g, Matières grasses: 8,57 g, Glucides: 18,2 g

Espadon à l'ananas et à la coriandre

Temps de préparation: 10 minutes

Temps de cuisson: 20 minutes

Portions: 4

Ingrédients:

- 250 g de morceaux d'ananas frais
- 15 ml d'huile de noix de coco
- 900 g d'espadon tranché
- 30 g de persil frais haché
- 1.25 g de poivre noir moulu.
- 2 gousses d'ail hachées
- 35 g de coriandre fraîche hachée
- 15 g de noix de coco aminos
- 5 g de sel.

Instructions:

1. Préchauffer le four à 400 °F.
2. Graisser une plaque de cuisson avec de l'huile de coco
3. Ajouter la coriandre, l'espadon, les aminos de noix de coco, le poivre, le sel, l'ail, le persil et l'ananas au plat, puis bien mélanger.
4. Mettre le plat dans un four déjà préchauffé et cuire au four pendant 20 minutes.
5. Servir et savourer.

Nutrition: Calories: 444, Protéines: 47,53 g, Graisse: 20,32 g, Glucides: 16,44

Brochettes de thon au sésame

Temps de préparation: 10 minutes

Temps de cuisson: 15 minutes

Portions: 6

Ingrédients:

- 170 g cubes de steaks de thon épais
- Enduit à cuisson
- 1.25 g de poivre noir moulu
- 105 g de graines de sésame
- 5 g de sel
- 2.5 g de gingembre moulu
- 30 ml d'huile de sésame grillée

Instructions:

1. Préchauffer le four à environ 400 °F.
2. Enduire une plaque de cuisson à rebord d'enduit à cuisson.
3. Tremper 12 brochettes de bois dans l'eau
4. Dans un petit bol, mélanger le poivre, le gingembre moulu, le sel et les graines de sésame.
5. Dans un autre bol, mélanger le thon avec l'huile de sésame.
6. Presser les cubes huilés dans un mélange de graines de sésame et mettre les cubes sur chaque brochette.
7. Placez les brochettes sur une plaque à pâtisserie et mettez-la dans le four préchauffé.
8. Cuire au four 12 minutes et tourner une fois.
9. Servir et savourer.

Nutrition: Calories: 196, Protéines: 14,47 g, Matières grasses: 15,01 g, Glucides: 2,48 g

Truite aux blette

Temps de préparation: 10 minutes

Temps de cuisson: 15 minutes

Portion: 4

Ingrédients:

- 120 ml de bouillon de légumes
- 2 tranches de bettes à carde
- 4 filets de truite désossés
- Sel
- 15 ml d'huile d'olive extra-vierge
- 2 gousses d'ail hachées
- 35 g de raisins secs dorés
- Poivre noir moulu
- 1 oignon haché
- 15 ml de vinaigre de cidre de pomme

Instructions:

1. Préchauffer le four à environ 375 °F.
2. Ajouter les assaisonnements à la truite
3. Ajouter l'huile d'olive dans une poêle, puis chauffer.
4. Ajouter l'ail et l'oignon, puis faire revenir pendant 3 minutes.
5. Ajouter les bêtes à carde à faire sauter encore 2 minutes.
6. Ajouter le bouillon, les raisins secs et le vinaigre de cèdre.
7. Superposer une garniture de filets de truite
8. Couvrir la poêle et la mettre au four préchauffé pendant 10 minutes.
9. Servir et savourer.

Nutrition: Calories: 284, Protéines: 2,07 g, Matières grasses: 30,32 g, Glucides: 3,49 g

Sole aux légumes

Temps de préparation: 10 minutes

Temps de cuisson: 15 minutes

Portions: 4

Ingrédients:

- 20 ml d'huile d'olive extra vierge divisée
- 1 carotte coupée en tranches minces
- Sel
- Quartiers de citron
- 120 ml de bouillon de légumes divisé
- 140 g de filets de sole
- 2 échalotes émincées et finement divisées
- Poivre noir moulu
- 30 g de ciboulette fraîche coupée
- 1 courgette émincée et divisée

Instructions:

1. Préchauffer le four à environ 425 °F.
2. Séparer la feuille d'aluminium en morceaux de taille moyenne
3. Déposer un filet sur la moitié du papier d'aluminium et ajouter les assaisonnements
4. Ajouter les échalotes, les courgettes et ¼ de chacune des carottes sur le filet. Saupoudrer de 1½ c. à thé de ciboulette
5. Verser 2 c. à soupe de bouillon et une 15 ml d'huile d'olive sur le poisson et les légumes
6. Sceller pour faire un paquet et mettre le paquet sur une grande plaque de cuisson.
7. Répéter pour le reste des ingrédients et faire plus de paquets
8. Mettre la plaque dans un four préchauffé et cuire les paquets pendant 15 minutes
9. Peler le papier d'aluminium et mettre le contenu avec le liquide sur une assiette de service.
10. Garnir de quartiers de citron avant de servir.
11. Profitez.

Nutrition: Calories: 130, Protéines: 9,94 g, Matières grasses: 7,96 g, Glucides: 4,92 g

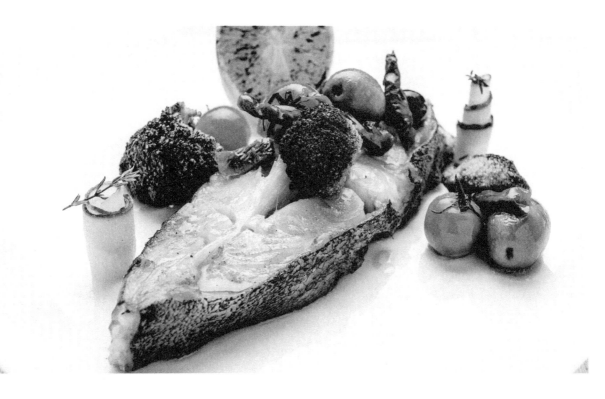

VIANDE

Bœuf haché au chou

Temps de préparation: 10 minutes

Temps de cuisson: 20 minutes

Portions: 6

Ingrédients:

- 15 ml d'huile d'olive
- 1 oignon, tranché finement
- 10 g de gingembre frais, émincé
- 4 gousses d'ail, hachées
- 454 g de bœuf haché maigre
- 25 ml de sauce de poisson
- 30 ml de jus de lime frais
- 1 petit chou violet, râpé
- 30 g de beurre d'arachide
- 120 g de coriandre fraîche, hachée

Instructions:

1. Dans une grande poêle, chauffer l'huile à feu moyen.
2. Ajouter l'oignon, le gingembre, l'ail et faire revenir environ 4 à 5 minutes.
3. Ajouter le bœuf et cuire pendant environ 7 à 8 minutes, en se mettant en morceaux à l'aide de la cuillère.
4. Égoutter le liquide supplémentaire dans la poêle.
5. Incorporer la sauce de poisson et le jus de lime et cuire environ 1 minute.
6. Ajouter le chou et cuire environ 4 à 5 minutes ou jusqu'à la cuisson désirée.
7. Incorporer le beurre d'arachide et la coriandre et cuire environ 1 minute.
8. Servir chaud.

Nutrition: Calories: 402, Graisse: 13 g, Glucides: 21 g, Fibres: 10 g, Protéines: 33 g

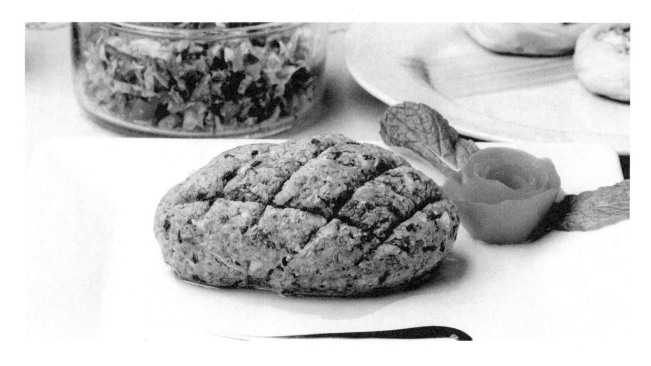

Bœuf haché aux noix de cajou et légumes

Temps de préparation: 15 minutes

Temps de cuisson: 15 minutes

Portions: 4

Ingrédients:

- 680 g de bœuf haché maigre
- 15 g d'ail haché
- 30 gde gingembre frais, émincé
- 35 g de noix de coco aminos
- Sel, au goût
- Poivre noir fraîchement moulu, au goût
- 1 oignon moyen, tranché
- 1 boîte de châtaignes, égouttées et tranchées
- 1 gros poivron vert, tranché
- 125 g noix de cajou crues, grillées

Instructions:

1. Chauffer une poêle antiadhésive à feu moyen-élevé.
2. Ajouter le bœuf et cuire environ 6 à 8 minutes, en brisant en morceaux avec toutes les cuillères.
3. Ajouter l'ail, le gingembre, les aminos de noix de coco, le sel et le poivre noir et cuire environ 2 minutes.
4. Mettre les légumes et cuire environ 5 minutes ou jusqu'à la cuisson désirée.
5. Incorporer les noix de cajou et retirer immédiatement du feu.
6. Servir chaud.

Nutrition: Calories: 452, Graisse: 20 g, Glucides: 26 g, Fibres: 9 g, Protéines: 36 g

Bœuf haché aux légumes verts et tomates

Temps de préparation: 15 minutes

Temps de cuisson: 15 minutes

Portions: 4

Ingrédients:

- 15 ml d'huile d'olive biologique
- ½ oignon blanc, haché
- 2 gousses d'ail, hachées finement
- 1 piment jalapeño, haché finement
- 454 g de bœuf haché maigre
- 5 g de coriandre moulue
- 5 g de cumin moulu
- 2.5 g de curcuma moulu
- 2.5 g de gingembre moulu
- 2.5 g de cannelle moulue
- 2.5 g de graines de fenouil moulues
- Sel, au goût|
- Poivre noir fraîchement moulu, au goût
- 8 tomates cerise fraîches, coupées en quartiers
- 8 feuilles de chou vert, coupées en morceaux
- 5 ml de jus de citron frais

Instructions:

1. Dans une énorme poêle, chauffer l'huile à feu moyen. Mettre l'oignon et faire revenir environ 4 minutes.
2. Ajouter l'ail, le piment jalapeño et faire revenir environ 1 minute.

3. Ajouter le bœuf et les épices et cuire environ 6 minutes en les cassant en morceaux à l'aide d'une cuillère.
4. Incorporer les tomates et les légumes et cuire en remuant doucement environ 4 minutes.
5. Incorporer le jus de citron et retirer du feu.

Nutrition: Calories: 432, Graisse: 16 g, Glucides: 27 g, Fibres: 12 g, Protéines: 39 g

Chili au bœuf et légumes

Temps de préparation: 15 minutes

Temps de cuisson: 1 heure

Portions: 6 à 8

Ingrédients:

- 900 g de bœuf haché maigre
- ½ tête de chou-fleur, coupée en gros morceaux
- 1 oignon, haché
- 6 gousses d'ail, émincées
- 500 g de purée de citrouille
- 5 g d'origan séché, concassé
- 5 g de thym séché, écrasé
- 5 g de cumin moulu
- 5 g de curcuma moulu
- 5-10 g de chili en poudre
- 5 g de paprika
- 5 g de poivre de Cayenne
- 1.25 g de flocons de piment rouge, écrasés
- Sel, au goût
- Poivre noir fraîchement moulu, au goût
- 1 boîte de tomates (26 oz) égouttées
- 120 ml d'eau
- 250 ml de bouillon de bœuf

Instructions:

1. Chauffer une grande poêle à feu moyen-vif.
2. Ajouter le bœuf et faire sauter environ 5 minutes.
3. Ajouter le chou-fleur, l'oignon, l'ail et faire sauter pendant environ 5 minutes.
4. Ajouter les épices et les herbes et bien mélanger.
5. Incorporer le reste des ingrédients et porter à ébullition.
6. Réduire à feu doux et laisser mijoter à couvert pendant environ 30 à 45 minutes.
7. Servir chaud.

Nutrition: Calories: 453, Graisse: 10 g, Glucides: 20 g, Fibres: 7 g, Protéines: 33 g

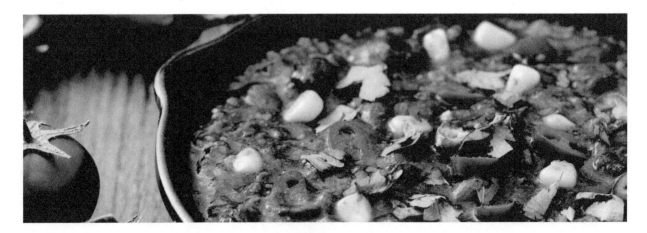

Bœuf haché et curry aux légumes

Temps de préparation: 15 minutes

Temps de cuisson: 36 minutes

Portions: 6 à 8

Ingrédients:

- 30-45 ml d'huile de noix de coco
- 250 g d'oignon, haché
- 1 gousse d'ail, hachée
- 454 g de bœuf haché maigre
- 25 g de poudre de cari
- 1.25 g de gingembre moulu
- 1.25 g de cannelle moulue
- 1.25 g de curcuma moulu
- Sel, au goût
- 600-750 g de tomates, hachées finement
- 600-750 g tasses de pois frais décortiqués
- 2 patates douces, pelées et hachées

Instructions:

1. Dans une grande poêle, faire fondre l'huile de coco à feu moyen.
2. Ajouter l'oignon et l'ail et faire revenir environ 4 à 5 minutes.
3. Ajouter le bœuf et cuire environ 4 à 5 minutes.
4. Ajouter le cari, les épices et cuire environ 1 minute.
5. Incorporer les tomates, les pois et la patate douce et amener à mijoter.
6. Laisser mijoter environ 25 minutes.

Nutrition: Calorie: 432, Fat: 16 g, Glucides: 21 g, Fibres: 11 g, Protéines: 36 g

Curry de bœuf haché épicé et crémeux

Temps de préparation: 15 minutes

Temps de cuisson: 32 minutes

Portions: 4

Ingrédients:

- 15-30 ml d'huile de noix de coco
- 5 g de graines de moutarde noire
- 2 feuilles de curry
- 1 piment serrano émincé
- 1 gros oignon rouge, haché finement
- 1 gingembre frais (1 po), émincé
- 4 gousses d'ail, hachées
- 5 g de coriandre moulue
- 5 g de cumin moulu
- 2.5 g de curcuma moulu
- 1.25 g de poudre de chili rouge
- Sel, au goût
- 454 g de bœuf haché maigre
- 1 pomme de terre, pelée et hachée
- 3 carottes moyennes, pelées et hachées
- 60 ml d'eau
- 1 boîte de 14 oz de lait de coco
- Sel, au goût
- Poivre noir fraîchement moulu, au goût
- Coriandre fraîche hachée pour garnir

Instructions:

1. Dans une grande poêle, faire fondre l'huile de coco à feu moyen.
2. Ajouter les graines de moutarde et faire sauter environ 30 secondes.
3. Ajouter les feuilles de cari, le poivre de Serrano et faire revenir environ une demi-minute.
4. Ajouter l'oignon, le gingembre, l'ail et faire revenir environ 4 à 5 minutes.
5. Ajouter les épices et cuire environ 1 minute.
6. Ajouter le bœuf et cuire environ 4 à 5 minutes.
7. Incorporer les pommes de terre, les carottes et l'eau et laisser mijoter doucement.
8. Laisser mijoter, couvrir pendant environ 5 minutes.
9. Incorporer le lait de coco et laisser mijoter environ 15 minutes.
10. Incorporer le sel et le poivre noir et retirer du feu.
11. Servir chaud en garnissant de coriandre.

Nutrition: Calories: 432, Graisse: 14 g, Glucides: 22 g, Fibres: 8, Protéines: 39 g

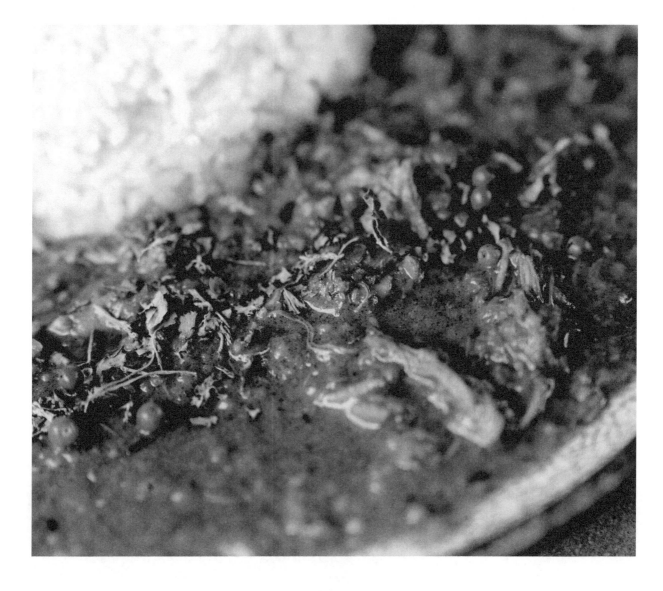

VOLAILLE

Magret de canard sauce abricot

Temps de préparation: 10 minutes

Temps de cuisson: 10 minutes

Portions: 4

Ingrédients:

- 4 magrets de canard, désossés
- Sel et poivre noir au goût
- 1.25 g de cannelle, moulue
- 1.25 g de coriandre, moulue
- 75 g d'abricots
- 45 g de ciboulette, hachée
- 30 g de persil, haché
- Un filet d'huile d'olive
- 45 ml de vinaigre de cidre de pomme
- 30 g d'oignons rouges, hachés
- 250 g d'abricots, hachés
- 250 g mûres

Instructions:

1. Assaisonner les poitrines de canard avec du sel, du poivre, de la coriandre et de la cannelle, les déposer sur une poêle préchauffée à feu moyen-élevé, cuire 2 minutes, les retourner et cuire 3 minutes de plus.
2. Retourner de nouveau les poitrines de canard, ajouter 45 g de confiture d'abricots, cuire 1 minute, les déposer sur une planche à découper, laisser reposer de 2 à 3 minutes et trancher.
3. Chauffer une poêle à feu moyen, ajouter le vinaigre, l'oignon, 30 g d'abricots, les abricots, les mûres et la ciboulette, remuer et cuire 3 minutes.
4. Répartir les poitrines de canard tranchées entre les assiettes et servir avec la sauce aux abricots arrosée.

Nutrition: Calories: 275, Matières grasses: 4 g, Fibres: 4 g, Glucides: 7 g, Protéines: 12 g

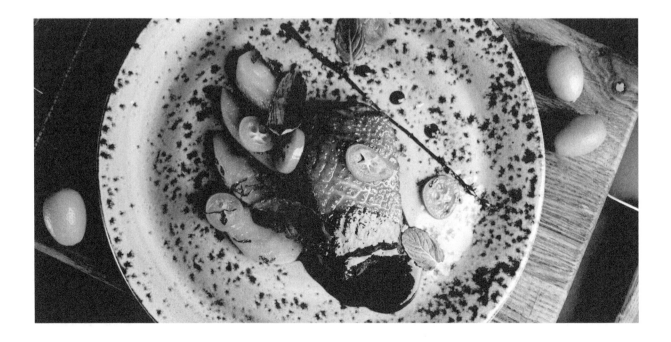

Salade de magrets de canard

Temps de préparation: 10 minutes

Temps de cuisson: 20 minutes

Portions: 4

Ingrédients:

- 30 g de sucre
- 2 oranges, pelées et coupées en segments
- 5 g de zeste d'orange, râpé
- 15 ml de jus de citron
- 5 g de zeste de citron, râpé
- 315 g échalote hachée
- 15 ml d'huile de canola
- Sel et poivre noir au goût
- 2 poitrines de canard, désossées mais avec la peau, coupées en 4 morceaux
- 1 frite, déchirée
- 2 petites têtes de laitue lavées, déchirées en petits morceaux
- 30 g de ciboulette, hachée

Instruction:

1. Chauffer une petite casserole à feu moyen-élevé, ajouter le vinaigre et le sucre, remuer et faire bouillir pendant 5 minutes et retirer le feu.
2. Ajouter le zeste d'orange, le zeste de citron et le jus de citron, remuer et laisser de côté quelques minutes.
3. Ajouter l'échalote, le sel, le poivre au goût et l'huile, bien fouetter et laisser de côté.
4. Tapoter les morceaux de canard secs, les tailler et les assaisonner de sel et de poivre.
5. Chauffer une poêle à feu moyen-élevé pendant 1 minute, disposer les magrets de canard côté peau vers le bas, les dorer pendant 7 minutes, réduire le feu à moyen, et cuire pendant 4 minutes.
6. Retourner les morceaux, cuire 3 minutes, les déposer sur une planche à découper et les couvrir de papier d'aluminium.
7. Mettre les frites et la laitue dans un bol, remuer et répartir entre les assiettes.
8. Trancher le canard, disposer sur le dessus, ajouter les quartiers d'orange, saupoudrer de ciboulette et arroser de vinaigrette.

Nutrition: Calories: 320, Matières grasses: 4 g, Fibres: 4 g, Glucides: 6 g, Protéines: 14 g

Mélange de magrets de canard et de mûres

Temps de préparation: 10 minutes

Temps de cuisson: 28 minutes

Portions: 4

Ingrédients:

- 4 magrets de canard
- 30 ml de vinaigre balsamique
- 45 g de sucre
- Sel et poivre noir au goût
- 375 ml d'eau
- Mûres de 120 g
- 60 ml de bouillon de poulet
- g15 de beurre
- 10 g de farine de maïs

Instructions:

1. Tapoter les magrets secs avec du papier absorbant pour marquer la peau, saler et poivrer au goût et réserver 30 minutes.

66

2. Mettre les poitrines côté peau vers le bas dans une poêle, chauffer à feu moyen et cuire 8 minutes.
3. Retourner les poitrines et cuire 30 secondes de plus.
4. Transférer les magrets de canard dans un plat de cuisson côté peau vers le haut, placer au four à 425 °F et cuire au four 15 minutes.
5. Retirer la viande du four et la laisser refroidir 10 minutes avant de la couper.
6. Entre-temps, mettre le sucre dans une poêle, chauffer à feu moyen et faire fondre en remuant tout le temps.
7. Retirer la poêle du feu, ajouter l'eau, le bouillon, le vinaigre balsamique et les mûres.
8. Chauffer ce mélange à température moyenne et cuire jusqu'à ce que la sauce soit réduite à moitié.
9. Transférer la sauce dans une autre casserole, ajouter la farine de maïs mélangée avec de l'eau, chauffer de nouveau et cuire pendant 4 minutes jusqu'à ce qu'elle épaississe.
10. Saler et poivrer, ajouter le beurre et bien fouetter. Trancher les magrets de canard, les répartir dans les assiettes et servir avec la sauce aux baies.

Nutrition: Calories: 320, Matières grasses: 15 g, Fibres: 15 g, Glucides: 16 g, Protéines: 11 g

Poulet piccata

Temps de préparation: 15 minutes

Temps de cuisson: 30 minutes

Portions: 4

Ingrédients:

- 4 poitrines de poulet désossées et sans peau
- 200 g de poudre d'amande
- 50 g de parmesan râpé
- 2.5 ml de moutarde de Dijon
- 1 oignon jaune, haché
- 5 g de sel de mer
- 2.5 g de poivre noir moulu
- 60 ml d'huile d'olive
- 60 g de beurre non salé biologique
- 120 ml de bouillon de poulet biologique sans gluten
- 45 ml de jus de citron
- 2 câpres à table
- 45 g de beurre biologique
- 35 g de persil frais, haché

Instructions:

1. Mélanger la farine d'amande, le fromage, la moutarde, le sel et le poivre et répartir le mélange sur un plat peu profond.
2. Laver les poitrines de poulet pilées dans de l'eau et secouer l'excédent. Verser le poulet dans le mélange de farine.
3. Ajouter à feu vif une cuillère à soupe de beurre dans une grande casserole; ajouter l'huile d'olive.
4. Cuire le poulet dans le beurre et l'huile environ 3 à 4 minutes de chaque côté jusqu'à ce qu'il soit doré.
5. Placer le poulet cuit sur un plat de service et couvrir pour garder au chaud.
6. Incorporer le bouillon de poulet, le jus de citron et les câpres en grattant les morceaux bruns dans la poêle.
7. Ajouter le bouillon de poulet, le jus de citron et les câpres dans la poêle, en remuant et en grattant les morceaux bruns dans la poêle. Laisser mijoter jusqu'à ce que la sauce réduise et atteigne une consistance légère de sirop. Réduire à feu doux et incorporer le reste du beurre.
8. Verser la sauce sur les poitrines de poulet et garnir de persil haché. Servir avec des tranches de citron ou des quartiers.

Nutrition: Calories: 357, Protéines: 4,51 g, Matières grasses: 35,73 g, Glucides: 6,16 g

Poulet mariné au miel et à la moutarde au citron

Temps de préparation: 10 minutes

Temps de cuisson: 20 minutes

Portion: 4

Ingrédients:

- 454 g de poitrine de poulet maigre
- 60 ml de moutarde de Dijon
- 15 ml d'huile d'olive
- 35 g de feuilles de romarin, hachées
- 1 citron, zesté et jus
- 15 g de poivre de Cayenne
- 2.5 g de poivre noir moulu
- 2.5 g de sel de mer

Instructions:

1. Placer les poitrines de poulet dans un plat de cuisson de 7 x 11 pouces.
2. Mélanger tous les ingrédients sauf le poulet dans un bol moyen.
3. Verser la marinade préparée sur le poulet; retourner les côtés pour enrober. Couvrir, placer au réfrigérateur et laisser mariner pendant 1 heure ou toute une nuit pour obtenir une meilleure saveur.
4. Cuire à 350 °F pendant 20 minutes.
5. Utiliser la sauce supplémentaire sur le dessus et servir.

Nutrition: Calories: 265, Protéines: 26,12 g, Matières grasses: 16,27 g, Glucides: 3,08 g

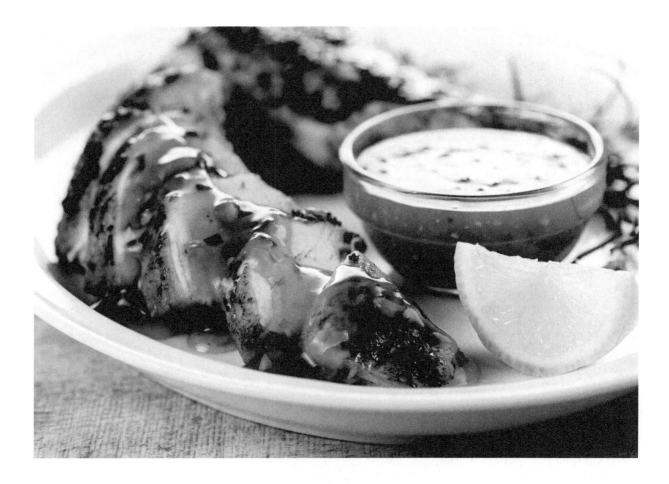

Lanières de poulet épicées aux amandes, sauce tartare à l'ail et à la lime

Temps de préparation: 10 minutes

Temps de cuisson: 10 minutes

Portions: 4

Ingrédients:

- Bâtonnets de poulet
- 680 g lb de poitrine de poulet, coupée en morceaux de 1 po x 5 po
- 2 œufs de plein air biologiques, fouettés
- 70 g de farine d'amande blanchie
- 2.5 g de poivre de Cayenne moulu
- 35 g de basilic séché
- 3 gousses d'ail, hachées finement
- 5 g de sel
- 1.25 g de poivre noir fraîchement moulu
- 120 ml d'huile de noix de coco
- Sauce tartare à l'ail et à la lime :
- 250 ml de mayonnaise
- 5 g de poudre d'ail
- 30 ml de jus de lime
- 25 g de relish à l'aneth
- 15 g de flocons d'oignons séchés
- 2.5 g de sel

Instructions:

1. Fouetter tous les ingrédients de la sauce tartare jusqu'à ce qu'ils soient bien combinés. Réfrigérer au moins 30 minutes jusqu'au moment de servir.
2. Fouetter les œufs dans un bol moyen. Mélanger la farine d'amande, le poivre de Cayenne, le basilic, l'ail, le sel et le poivre dans un autre bol.
3. Tremper les lanières de poulet dans l'œuf, puis le mélange de farine; bien enrober et déposer les bâtonnets sur une assiette.
4. Chauffer un peu d'huile de coco dans une casserole à feu moyen-élevé. Ajouter la moitié des lanières de poulet et cuire de 2 à 3 minutes de chaque côté jusqu'à ce qu'elles soient bien dorées. Laissez suffisamment de place autour des lanières de poulet pour qu'elles ne soient pas surpeuplées.
5. Égoutter les bâtonnets sur du papier absorbant dans une assiette. Chauffer un autre quart de tasse d'huile de coco et cuire le reste des lanières de poulet.
6. Servir avec la sauce tartare à l'ail à la lime préparée.

Nutrition: Calories: 1092, Protéines: 94,15 g, Graisse: 75,01 g, Glucides: 7,5 g

Scarpariello au poulet et saucisse épicée

Temps de préparation: 10 minutes

Temps de cuisson: 45 minutes

Portions: 6

Ingrédients:

- 454 g de cuisses de poulet désossées
- Sel de mer, pour assaisonnement
- Poivre noir fraîchement moulu pour l'assaisonnement
- 45 ml d'huile d'olive de bonne qualité, divisée
- 225 g de saucisse italienne (sucrée ou chaude)
- 15 g d'ail haché
- 1 piment, haché
- 250 ml de bouillon de poulet
- 30 g de persil frais haché

Instructions:

1. Préchauffer le four. Régler la température du four à 425 °F.
2. Dorer le poulet et la saucisse. Tapoter les cuisses de poulet à sécher à l'aide de papier absorbant et les assaisonner légèrement de sel et de poivre. Dans une grande poêle allant au four, chauffer 30 ml d'huile d'olive. Ajouter les cuisses de poulet et les saucisses à la poêle et les faire dorer de tous les côtés, en les retournant soigneusement, pendant environ 10 minutes.
3. Cuire le poulet et la saucisse. Mettre la poêle au four et cuire au four pendant 25 minutes ou jusqu'à ce que le poulet soit bien cuit. Sortir la poêle du four, transférer le poulet et la saucisse dans une assiette et mettre la poêle à feu moyen sur la cuisinière.
4. Faire la sauce. Réchauffer le reste 15 ml d'huile d'olive, ajouter l'ail et le piment, et faire sauter pendant 3 minutes. Déglacer la poêle à l'aide d'une cuillère pour gratter les morceaux dorés du fond de la poêle. Verser le bouillon de poulet, porter à ébullition, puis réduire le feu à doux et laisser mijoter jusqu'à ce que la sauce réduise d'environ la moitié environ 6 minutes.
5. Terminer et servir. Remettre le poulet et la saucisse dans la poêle, mélanger pour bien enrober la sauce et servir avec le persil.

Nutrition: Calories: 370, Matières grasses totales: 30 g, Glucides totaux: 3 g, Fibres: 0 g, Glucides nets: 3 g, Sodium: 314 mg, Protéines: 19 g

Escalopes de poulet aux amandes

Temps de préparation: 10 minutes

Temps de cuisson: 15 minutes

Portions: 4

Ingrédients:

- 2 œufs
- 2.5 g de poudre d'ail
- 140 g de farine d'amande
- 15 g d'origan frais haché
- 4 poitrines de poulet désossées, sans la peau, pilées à environ ¼ pouce d'épaisseur
- 60 ml d'huile d'olive de bonne qualité
- 30 g de beurre d'herbe

Instructions:

1. Pain le poulet. Fouetter ensemble les œufs, et la poudre d'ail dans un bol moyen, et le mettre de côté. Mélanger la farine d'amande et l'origan dans une assiette et placer l'assiette à côté du mélange d'œufs. Tapoter les poitrines de poulet pour les sécher à l'aide de papier absorbant et les tremper dans le mélange d'œufs. Retirer l'excédent d'œuf, puis rouler le poulet dans la farine d'amande jusqu'à ce qu'ils soient enrobés.

2. Frire le poulet. Dans une grande poêle, chauffer l'huile d'olive et le beurre. Ajouter les poitrines de poulet panées et les faire frire, en les retournant une fois jusqu'à ce qu'elles soient bien cuites, croustillantes, dorées et 14 à 16 minutes au total.
3. Servir. Déposer 1 escalope sur chacune des 4 assiettes et servir immédiatement.

Nutrition: Calories: 328, Matières grasses totales: 23 g, Glucides totaux: 0 g, Fibres: 0 g, Glucides nets: 0 g, Sodium: 75 mg, Protéines: 27 g

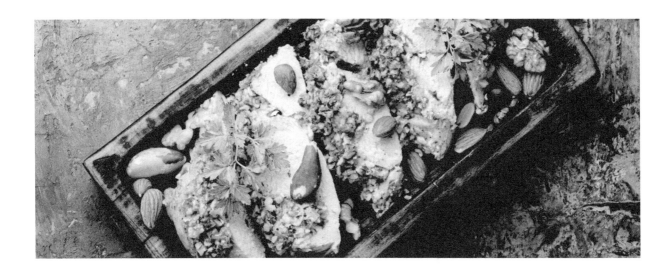

Sachets de tomates séchées au poulet au fromage

Temps de préparation: 15 minutes

Temps de cuisson: 40 minutes

Portions: 4

Ingrédients:

- 250 g de fromage de chèvre
- 120 g de tomates séchées dans l'huile hachées
- 5 g d'ail haché
- 2.5 g de basilic séché
- 2.5 g d'origan séché
- 4 poitrines de poulet désossées
- Sel de mer, pour assaisonnement
- Poivre noir fraîchement moulu, pour assaisonner
- 45 ml d'huile d'olive

Instructions:

1. Préchauffer le four. Régler la température du four à 375 °F.
2. Préparer la garniture. Mettre le fromage de chèvre, les tomates séchées, l'ail, le basilic et l'origan dans un bol moyen, puis mélanger jusqu'à ce que tout soit bien mélangé.
3. Farcir le poulet. Faire une tranche horizontale au milieu de chaque poitrine de poulet pour faire une poche, en veillant à ne pas couper à travers les côtés ou les extrémités. Verser ¼ de la garniture dans chaque poitrine en pliant la peau et la viande de poulet sur la fente pour former des paquets. Fixer les paquets avec un cure-dent. Saler et poivrer légèrement les poitrines.
4. Dorer le poulet. Dans une grande poêle allant au four, chauffer l'huile d'olive. Ajouter les poitrines et les saisir, en les tournant une fois, jusqu'à ce qu'elles soient dorées, environ 8 minutes au total.
5. Faire cuire le poulet. Amener la poêle au four et cuire le poulet pendant 30 minutes ou jusqu'à ce qu'il soit cuit.
6. Servir. Retirer les cure-dents. Répartir le poulet dans 4 assiettes et servir immédiatement.

Nutrition: Calories: 388, Matières grasses totales: 29 g, Glucides totaux: 4 g, Fibres: 1 g, Glucides nets: 3 g, Sodium: 210 mg, Protéines: 27 g

Sauté de poulet toscan

Temps de préparation: 10 minutes

Temps de cuisson: 35 minutes

Portions: 4

Ingrédients:

- 454 g de poitrines de poulet désossées, coupées en 3
- Sel de mer pour assaisonner
- Poivre noir fraîchement moulu pour l'assaisonnement
- 45 ml d'huile d'olive
- 15 g d'ail haché
- 60 ml de bouillon de poulet
- 1 c. à thé d'origan séché
- 2.5 g de basilic séché
- 120 ml de crème lourde (à fouetter)
- 120 g de fromage asiago râpé
- 120 g d'épinards frais
- 60 ml d'olives Kalamata tranchées

Instructions:

1. Préparer le poulet. Tapoter le poulet, les poitrines sèches et les assaisonner légèrement de sel et de poivre.
2. Faire revenir le poulet. Dans une grande poêle, chauffer l'huile d'olive. Ajouter le poulet et faire sauter jusqu'à ce qu'il soit doré et juste cuit à travers, environ 15 minutes au total. Transférer le poulet dans une assiette et réserver.
3. Faire la sauce. Mettre l'ail dans la poêle, puis faire sauter jusqu'à ce qu'il soit ramolli pendant environ 2 minutes. Incorporer le bouillon de poulet, l'origan et le basilic en grattant les morceaux dorés dans la poêle. Porter à ébullition, puis réduire le feu à doux et laisser mijoter jusqu'à ce que la sauce soit réduite d'environ un quart, environ 10 minutes.
4. Terminer le plat. Incorporer la crème, l'asiago et laisser mijoter, en remuant fréquemment, jusqu'à ce qu'elle épaississe environ 5 minutes. Remettre le poulet dans la poêle avec les jus accumulés. Incorporer les épinards et les olives et laisser mijoter jusqu'à ce que les épinards soient flétris pendant environ 2 minutes.
5. Servir. Répartir le poulet et la sauce dans 4 assiettes et servir immédiatement.

Nutrition: Calories: 483, Matières grasses totales: 37 g, Glucides totaux: 5 g, Fibres: 1 g, Glucides nets: 3 g, Sodium: 332 mg, Protéines: 31 g

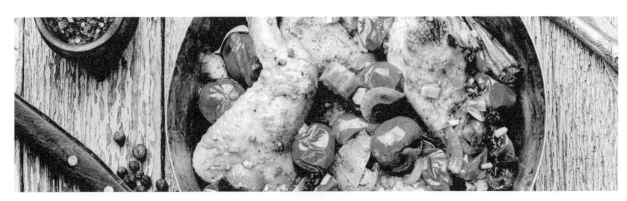

Pâté de jambon de dinde et mozzarella

Temps de préparation: 10 minutes

Temps de cuisson: 0 minutes

Portions: 6

Ingrédients:

- 100 g de jambon de dinde, haché
- 30 g de persil frais, haché grossièrement
- 30 g de farine de lin
- 100 g de fromage mozzarella, émietté
- 30 g de graines de tournesol

Instructions:

1. Bien mélanger les ingrédients, sauf les graines de tournesol, dans votre robot.
2. Verser le mélange dans un bol et répartir les graines de tournesol sur le dessus.

Nutrition: Calories: 212, Graisse: 18,7 g, Glucides: 2 g, Protéines: 10,6 g, Fibres: 1,6 g

Poulet grillé à l'avocat et à l'orange

Temps de préparation: 10 minutes

Temps de cuisson: 12 minutes

Portions: 4

Ingrédients:

- 60 ml de jus de lime frais
- 35 g d'oignon rouge émincé
- 250 ml de yogourt allégé
- 1 avocat sans défense, pelé et haché
- 15 ml de miel
- 1 petit oignon rouge coupé finement
- 2 oranges pelées et coupées en morceaux
- 30 g de coriandre hachée
- 4 morceaux de 4 à 6 oz de poitrines de poulet désossées et sans peau
- Poivrer
- Sel

Instructions:

1. Préparer un grand récipient et mélanger le yogourt, l'oignon rouge haché, la coriandre et le miel
2. Mettre le poulet dans le mélange et laisser mariner pendant une demi-heure
3. Graisser la grille et préchauffer le barbecue à feu modéré-élevé.
4. Mettre le poulet de côté et assaisonner
5. Griller environ 6 minutes de chaque côté
6. Mettre l'avocat dans un récipient.
7. Ajouter le jus de lime et mélanger l'avocat pour bien enrober.
8. Mettre les oranges, les oignons finement coupés et la coriandre dans le récipient avec l'avocat et bien mélanger.
9. Servir la vinaigrette d'avocat avec le poulet grillé.

Nutrition: Calories: 206, Protéines: 8,73 g, Graisse: 12,48 g, Glucides: 21,86 g

Poulet enrobé de bacon et fromage cheddar

Temps de préparation: 10 minutes

Temps de cuisson: 4 heures 5 minutes

Portions: 6

Ingrédients:

- 120 g de fromage cheddar, râpé
- 15 ml d'huile d'olive
- 2 grosses poitrines de poulet, coupées en 6
- 4 gousses d'ail, écrasées
- 6 tranches de bacon strié, coupées en deux dans le sens de la largeur
- Poivre noir fraîchement moulu, au goût
- Sel, au goût

Instructions:

1. Graisser l'insert de la mijoteuse avec de l'huile d'olive.
2. Couvrir chaque tranche de poitrine de poulet de la moitié de la tranche de bacon et les placer dans la mijoteuse. Arroser d'ail, de sel et de poivre noir.
3. Placer le couvercle et cuire à feu doux pendant 4 heures.
4. Régler le four à 350 ºF.
5. Déposer le poulet cuit enrobé de bacon dans un plat de cuisson, puis saupoudrer de fromage.
6. Cuire au four préchauffé pendant 5 minutes ou jusqu'à ce que le fromage fonde.
7. Retirer du four et servir chaud.

Nutrition: Calories: 318, Matières grasses totales: 21,7 g, Glucides totaux: 3,9 g, Fibres: 0 g, Glucides nets: 2,7 g, Protéines: 26,1 g

Boulettes de poulet au four - Habanero & Green Chili

Temps de préparation: 10 minutes

Temps de cuisson: 25 minutes

Portions: 15

Ingrédients:

- 120 g de coriandre
- 1 piment habanero
- 1 piment jalapeno
- 1 piment poblano
- 454 g de poulet haché
- 15 ml d'huile d'olive
- 15 ml de vinaigre
- Sel au goût

Instructions:

1. Préchauffer le gril à 400 ºF.
2. Dans un énorme récipient de mélange, joignez le poulet, les poivrons hachés, la coriandre, le sel et le vinaigre avec vos mains. Structure des boulettes de 1 pouce avec le mélange
3. Enduire chaque boulette d'huile d'olive, à ce moment-là, déposer sur une plaque chauffante ou un plat de repas.
4. Chauffer environ 25 minutes

Nutrition: Calories: 54, Matières grasses: 3 g, Glucides: 5 g, Protéines: 5 g

Ailes de dinde au balsamique

Temps de préparation: 15 minutes

Temps de cuisson: 7 à 8 heures

Portions: 4

Ingrédients:

- 5 g de poudre d'ail
- 300 ml de vinaigre balsamique
- 2 ailes de dinde
- 30 ml de miel cru

Instructions:

1. Dans un récipient, mélanger le vinaigre, le miel et la poudre d'ail.
2. Déposer les ailes sur le fond de la mijoteuse et y verser la sauce au vinaigre.
3. Fixez le couvercle de votre cuisinière et réglez-le à faible. Faites cuire pendant environ 8 heures.
4. Arroser les ailes avec la sauce du fond de la mijoteuse avant de servir.

Nutrition: Calories: 511, Matières grasses totales: 22 g, Sucre: 9 g, Fibres: 0 g, Protéines: 47 g, Sodium: 162 mg

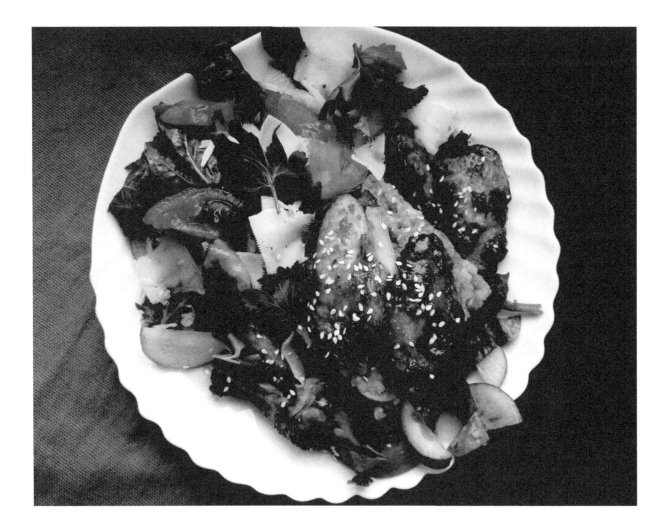

SOUPE

Soupe grecque du printemps

Temps de préparation: 10 minutes

Temps de cuisson: 25 minutes

Portions: 4

Ingrédients:

- 350 g de poulet, cuit et coupé en dés
- 350 g d'aneth frais, haché
- 1.5 l de bouillon de légumes
- 5 g de poivre noir
-
- Ciboulette fraîche hachée pour garnir
- 1 feuille de laurier
- 1 oignon, coupé en petits dés
- 7 g de sel
- 250 g de carottes, coupées en dés
- 250 g d'asperges, hachées
- 30 ml de jus de citron
- 1 œuf
- 30 ml d'huile d'olive

Instructions:

1. Utiliser une grande casserole pour faire cuire les oignons pendant 5 minutes. Verser 1½ de l'aneth, le laurier et le bouillon de poulet et porter à ébullition. Incorporer le riz et baisser le feu; laisser mijoter 10 minutes.
2. Ajouter les carottes et les asperges et laisser mijoter encore 10 minutes. Continuer à mijoter en ajoutant le poulet, bien mélanger. Dans un bol, mélanger 2 c. à soupe d'eau avec le jus de citron et l'œuf.
3. Verser une demi-tasse de la soupe chaude dans le mélange d'œufs pendant que vous remuez bien, puis verser le mélange d'œufs dans la soupe, en remuant constamment jusqu'à ce qu'il soit bien mélangé. Retirer la feuille de laurier lorsque la soupe a épaissi.
4. Garnir d'aneth frais et de ciboulette.

Nutrition: Calories: 341, glucides: 30 g, fibres: 4 g, protéines: 31 g, matières grasses: 9,7 g

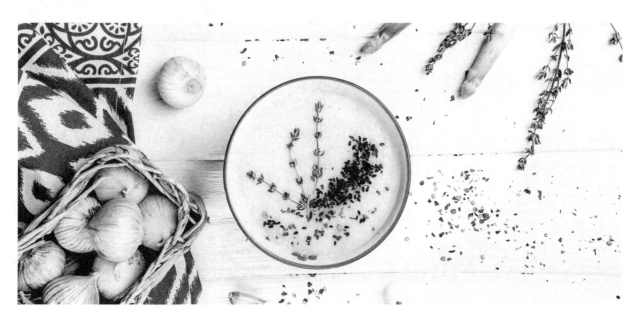

Soupe marocaine aux lentilles

Temps de préparation: 20 minutes

Temps de cuisson: 45 minutes

Portions: 6

Ingrédients:

- 250 g de lentilles rouges, sèches, rincées
- 800 g de tomates entières, en conserve, écrasées avec du jus
- 1 boîte de 425 g de pois chiches, égoutter et rincer
- 5 g de sel
- 5 g de poivre noir
- 2 l de bouillon de légumes, peu salé
- 2 branches de céleri, haché finement
- 1 oignon, jaune, haché fin
- 10 g de paprika
- 5 g de cannelle
- 5 g de curcuma
- 30 g de gingembre, émincé
- 125 g de coriandre, hachée
- 125 g persil, haché
- 30 ml d'huile d'olive

Instructions:

1. Faire cuire l'ail, le céleri, le gingembre, les carottes et l'oignon dans l'huile chaude pendant 10 minutes en remuant souvent.
2. Incorporer le paprika, la cannelle, le sel, le poivre et le curcuma, cuire 5 minutes pour bien mélanger.
3. Ajouter le bouillon, les tomates et bien mélanger. Baisser le feu pour laisser mijoter et incorporer la coriandre, les pois chiches, le persil et les lentilles. Laisser mijoter la soupe pendant 30 minutes.

Nutrition: Calories: 238, Graisse: 7,3 g, Fibres: 6,2 g, Glucides: 32 g, Protéines: 14 g

Soupe de courgettes

Temps de préparation: 15 minutes

Temps de cuisson: 20 minutes

Portions: 8

Ingrédients:

- 1.130 kg de courgettes, tranchées
- 1 l de bouillon de légumes
-
- 7 g de sel
- 1 oignon moyen, coupé en dés
- 5 g de poivre noir
- 30 ml d'huile d'olive
- 5 g de romarin
- 30 g d'ail haché
- 5 g d'estragon

Instructions:

1. Faire cuire les courgettes, l'oignon et l'ail pendant 5 minutes dans l'huile chaude en remuant souvent.

2. Ajouter le bouillon et laisser mijoter 15 minutes.
3. Incorporer l'estragon, le romarin, le sel et le poivre, puis mélanger la soupe jusqu'à ce qu'elle soit crémeuse. Remettre sur la cuisinière jusqu'à ce qu'elle soit chaude.

Nutrition: Calories: 79, Glucides: 8,8 g, Fibres: 2,4 g, Protéines: 1,6 g, Graisse: 4,9 g.

Soupe de chou-fleur rôti et cheddar

Temps de préparation: 5 minutes

Temps de cuisson: 40 minutes

Portions: 8

Ingrédients:

- 1 tête de chou-fleur, hachée
- 625 g de fromage cheddar, râpé
- 500 ml de bouillon de légumes
- 5 g de sel
- 5 g de poivre noir
- 30 ml d'huile d'olive
- 45 g d'ail haché
- ½ oignon moyen, haché
- 5 g de poudre d'ail

Instructions:

1. Chauffer le four à 425 °F. Mélanger le chou-fleur haché avec 15 ml d'huile d'olive et la poudre d'ail, saler et poivrer pour bien enrober. Cuire le chou-fleur haché sur une plaque à biscuits pendant 30 minutes.
2. Utilisez le reste de l'huile d'olive pour faire cuire l'oignon dans une grande casserole pendant 5 minutes. Placer le chou-fleur cuit et le bouillon dans la casserole et remuer pendant 5 minutes pendant qu'il commence à bouillir, puis cuire à feu doux pendant 30 minutes.
3. Réduire la soupe en purée dans un mélangeur, puis remettre dans la casserole et incorporer le fromage en mélangeant bien.

Nutrition: Calories: 243, Protéines: 13,7 g, Fibres: 2,3 g, Glucides: 8,3 g, Graisse: 17 g

Soupe aux haricots blancs

Temps de préparation: 15 minutes

Temps de cuisson: 8 heures

Portions: 6

Ingrédients:

- 500 g de haricots blancs, secs
- 7 g de sauge séchée
- 1 oignon moyen, haché
- 250 g céleri, haché
- 250 g de carottes, hachées
- 1.5 l de bouillon de légumes
- 5 g de sel
- 7 g de basilic, séché
- 5 g de thym séché
- 7 g de romarin séché
- 30 g d'ail haché

Instructions:

1. Faire cuire la soupe à basse température dans une mijoteuse pendant 8 heures.

Nutrition: Calories: 183, Fibres: 3,7 g, Protéines: 4,5 g, Graisse: 9,3 g, Glucides: 21,8 g

Chaudrée de flétan

Temps de préparation: 20 minutes

Temps de cuisson: 1 heure 5 minutes

Portions: 8

Ingrédients:

- Darnes de flétan de1.350 kg, coupées en cubes
- 30 g d'ail haché
- 3 branches de céleri, hachées
- 1 oignon moyen, peler et hacher
- 1 poivron rouge, propre et haché
- 7 g de poivre noir
- 60 ml d'huile d'olive
- 1.25 g de thym, séché
- 250 ml de jus de tomate
- 7 g de basilic, séché
- 375 ml de jus de pomme
- 5 g de sel
- 30 gde persil frais, haché
- 2 boîtes de tomates entières pelées, écrasées avec du jus

Instructions:

1. Faire cuire l'oignon, l'ail, le céleri et les poivrons dans l'huile chaude dans une grande casserole pendant 5 minutes. Incorporer les herbes, le jus de pomme, la purée de tomates et le jus de tomate et bien mélanger.
2. Laisser mijoter ce mélange pendant 30 minutes. Déposer les morceaux de flétan dans la soupe en remuant. Ajouter le sel et le poivre et laisser mijoter pendant 30 minutes.

Nutrition: Calories: 262, Graisse: 10,3 g, Glucides: 10,7 g, Protéines: 31,2 g, Fibres: 2,1 g

Soupe d'orge de boucherie

Temps de préparation: 10 minutes

Temps de cuisson: 5 heures

Portions: 6

Ingrédients:

- 15 g de persil, haché
- 900 g de rôti de bœuf, coupé en cubes
- 5 g de romarin
- 30 ml de bouillon de bœuf, granulé
- 5 g de poivre noir
- 250 g d'orge perlée, non cuit
- 1.250 l d'eau
- 7 g de sel
- 1 boîte de sauce tomate
- 1½ oignon, haché

Instructions:

1. Utilisez une mijoteuse pour faire cuire l'orge, la sauce tomate, l'oignon, le sel, le poivre, le bouillon, l'eau et le bœuf pendant 5 heures à feu doux.

Nutrition: Calories: 512, Graisse : 27,8 g, Glucides: 35,4 g, Fibres: 5 g, Protéines: 29,7 g

Soupe au chou et à la saucisse fumée

Temps de préparation: 20 minutes

Temps de cuisson: 1 heure 5 minutes

Portions: 8

Ingrédients:

- 454 g de saucisse fumée, tranchée finement
- 1 tête de chou, retirer le cœur et hacher finement
- 1 oignon, haché
- 3 branches de céleri tranchées
- 3 carottes tranchées
- 7 g de thym, écrasé
- 1 feuille de laurier
- 7 g de sel
- 2 cubes de bouillon de poulet
- 1 boîte de tomates broyées de 800 g
- 1 boîte de sauce tomate
- 1 boîte de 425 g de haricots rouges, avec du liquide
- 375 g de riz brun, cru
- 750 ml d'eau
- 30 ml d'huile d'olive

Instructions:

1. Cuire l'oignon dans une grande poêle dans l'huile d'olive pendant 5 minutes. Incorporer l'eau et la saucisse. Ajouter la sauce tomate, les tomates écrasées, le riz, les haricots, les carottes, le céleri et le chou et bien mélanger.
2. Incorporer le laurier, le thym, le sel et le bouillon. Faire bouillir 1 minute, puis baisser le feu et laisser mijoter 1 heure.

Nutrition: Calories: 404, Graisse: 20,6 g, Glucides: 37,4 g, Fibres: 9,8 g, Protéines: 20,3 g

Ragoût de pois chiches aux aubergines

Temps de préparation: 30 minutes

Temps de cuisson: 20 minutes

Portions: 2

Ingrédients:

- 1 aubergine, pelée et coupée en cubes
- 5 g de poivre noir
- 1 boîte de 400 g de pois chiches, égoutter et rincer
- 1 boîte de tomates (400 g) égouttées
- 7 g de sel
- 15 ml de sauce piquante, toutes marques
- 5 g |de romarin
- 7 g de thym
- 45 ml d'huile d'olive
- 30 g de poudre d'ail
- 15 g de coriandre
- 1 oignon, coupé fin

Instructions:

1. Faire revenir le sel, l'oignon, l'aubergine, l'ail et le poivre dans l'huile d'olive pendant 5 minutes.
2. Verser les pois chiches, les tomates et la sauce piquante; bien mélanger et laisser mijoter 15 minutes.

Nutrition: Calories: 350, Protéines: 12 g, Matières grasses: 10 g, Glucides: 16 g

Soupe aux poivrons rouges et tomates

Temps de préparation: 15 minutes

Temps de cuisson: 45 minutes

Portions: 4

Ingrédients:

- 2 poivrons rouges, épépinés et coupés en dés
- 30 ml de pâte de tomates
- 3 tomates, propres et coupées en dés
- 7 g de paprika, moulu
- 35 g de persil frais, haché
- 5 g de poivre noir
- 500 ml de bouillon de légumes
- 30 g d'ail haché
- 1.25 g de poivre de Cayenne
- 7 g d'assaisonnement italien
- 45 ml d'huile d'olive
- 1 oignon moyen, coupé en quartiers
- 7 g de sel

Instructions:

1. Chauffer le four à 425 °F. Dans un grand bol, mélanger le poivron rouge, l'ail, les tomates et l'oignon, le poivre, le sel et l'huile d'olive. Étaler les légumes sur une plaque à cuisson et cuire à découvert pendant 45 minutes.
2. Verser le bouillon de légumes dans une casserole et chauffer à ébullition, puis baisser le feu et ajouter les légumes rôtis. Bien mélanger et laisser mijoter 5 minutes et servir.

Nutrition: Calories: 150, Glucides: 14 g, Protéines: 4 g, Matières grasses: 4 g

Soupe de chou-fleur au fromage

Temps de préparation: 10 minutes

Temps de cuisson: 15 minutes

Portions: 6

Ingrédients:

225 g de fromage cheddar, râpé

1 échalote française

500 ml de crème épaisse

7 g de sel

500 ml de bouillon de légumes

30 g d'ail haché

5 g de poivre noir

15 ml d'huile d'olive

1 gros chou-fleur, râpé

Instructions:

1. Faire cuire l'ail et l'échalote dans une grande casserole avec l'huile d'olive. Placer le chou-fleur dans la casserole et bien mélanger avec l'huile d'olive et cuire pendant 5 minutes. Ajouter le bouillon de légumes et la crème épaisse et faire bouillir.
2. Cuire à basse température pendant 5 minutes. Incorporer le poivre, le sel et le fromage, en remuant doucement pendant une minute et servir.

Nutrition: Calories: 227, Glucides: 9 g, Protéines: 10 g, Matières grasses: 16

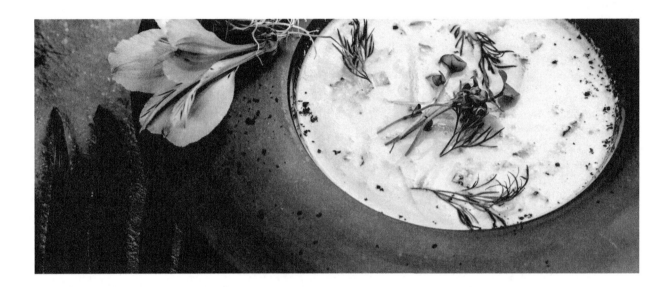

Gumbo au poulet créole

Temps de préparation: 20 minutes

Temps de cuisson: 25 minutes

Portions: 6

Ingrédients:

- 250 g de poulet cuit, coupé en dés
- 1 l de bouillon de poulet
- 4 boîtes de tomates régulières, cuites
- 45 ml d'huile d'olive
- 375 g poivron vert, haché
- 250 g d'okra frais, coupé en morceaux
- 5 g de sel
- 5 g de poivre noir
- 30 g de persil, haché

Instructions:

1. Faire cuire le gombo, l'oignon et le poivron vert pendant 10 minutes dans l'huile d'olive. Ajouter les tomates et le bouillon et faire bouillir pendant 15 minutes. Ajouter le poulet et le persil, bien mélanger et servir.

Nutrition: Calories: 227, Glucides: 19 g, Matières grasses: 3 g, Protéines: 6 g

82

Chili au Quinoa

Temps de préparation: 10 minutes

Temps de cuisson: 30 minutes

Portions:

Ingrédients:

- 250 g de quinoa, cuit
- 1 boîte de haricots rouges, rincée
- 15 ml d'huile
- 1 boîte de haricots noirs, rincée
- 45 g de coriandre fraîche hachée
- 1 avocat, pelé et tranché finement
- 5 g de poivre noir,
- 3 gousses d'ail émincées
- 1 petit oignon, coupé en dés
- 5 g de sel
- 1 boîte de tomates, coupées en dés
- 1 boîte de 440 ml de sauce tomate
- 140 g de piments verts, en conserve
- 15 g de poudre de chili
- 10 g de cumin, moulu
- 5 g de paprika
- 7 g de poivre de Cayenne
- 1 paquet de maïs, décongelé

Instructions:

1. Faire cuire l'oignon et l'ail dans l'huile pendant 3 minutes. Ajouter le quinoa, le paprika, le poivre de Cayenne, la poudre de chili, le cumin, la sauce tomate, les piments verts, les tomates et 500 ml d'eau.
2. Poivrer, saler et laisser mijoter 30 minutes. Ajouter le maïs, la coriandre, les haricots et chauffer 5 minutes.

Nutrition: Calories: 337, Glucides: 64 g, Fibres: 12 g, Protéines: 17 g, Matières grasses: 3 g

Ragoût de poulet aux tomates et basilic

Temps de préparation: 15 minutes

Temps de cuisson: 30 minutes

Portions: 4

Ingrédients:

- 750 g de poulet, coupé en dés et cuit
- 1.25 g de flocons de piment rouge, écrasés
- 35 g de basilic frais haché
- 2 boîtes de tomates entières de 240 ml avec jus
- 5 g de poivre noir,
- 1 boîte de haricots blancs, rincée
- 5 g de sel
- 15 ml d'huile d'olive
- 1 petit oignon, haché

- 2 carottes, pelées et coupées en dés
- 2 branches de céleri, coupées en dés
- 4 gousses d'ail, hachées
- 500 g de bébés épinards

Instructions:

1. Chauffer l'huile dans une grande casserole et ajouter les carottes, le céleri et l'oignon et cuire pendant 10 minutes. Ajouter l'ail et cuire pendant 2 minutes.
2. Ajouter le reste des ingrédients et bien mélanger. Faire bouillir le mélange, puis laisser mijoter pendant 15 minutes et servir.

Nutrition: Calories: 330, Glucides: 24 g, Fibres: 7 g, Protéines: 28 g, Matières grasses: 15 g

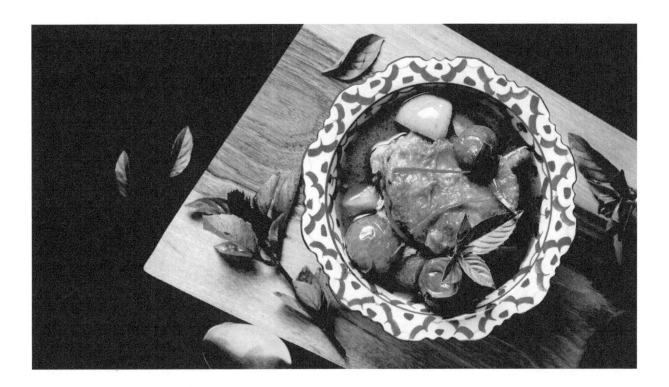

Minestrone

Temps de préparation: 20 minutes

Temps de cuisson: 1 heure

Portions: 8

Ingrédients:

- 35 g de fromage, parmesan ou romano, râpé
- 5 g de poivre noir
- 1 k de bébés épinards frais
- 7 g de basilic
- 1 courge jaune moyen, tranchée finement
- 1 courgette moyenne, tranchée finement
- 120 g de carottes, coupées en dés
- 60 g d'ail haché
- 1 petit oignon blanc émincé
- 250 g de coquilles de pâtes, blé entier
- 10 g d'origan
- 500 ml d'eau
- 1 l de bouillon de légumes
- 45 ml d'huile d'olive
- 125 g céleri, tranché finement
- 1.25 g de thym
- 30 g de persil frais haché
- 1 boîte de tomates de 425 g rôties au feu, coupées en dés
- 5 g de sel
- 2 boîtes de 425 g de haricots rouges, rincer et égoutter
- 2 boîtes de 425 g de haricots cannellini, rincer et égoutter

Instructions:

1. Faire cuire le persil, le céleri, les courgettes, la courge, l'ail, les carottes et l'oignon dans l'huile d'olive chaude dans une grande casserole pendant 5 minutes, en remuant souvent.
2. Verser l'eau, les tomates en dés, les haricots, les herbes, le sel, le poivre, les haricots cannellini et le bouillon et bien mélanger pour mélanger les saveurs.
3. Faire bouillir le mélange, puis baisser le feu et laisser mijoter pendant 30 minutes. Déposer les pâtes et les épinards et laisser mijoter pendant 30 minutes supplémentaires. Incorporer le fromage râpé et servir immédiatement.

Nutrition: Calories: 110, glucides: 17 g, fibres: 4 g, protéines: 5 g, matières grasses: 1 g

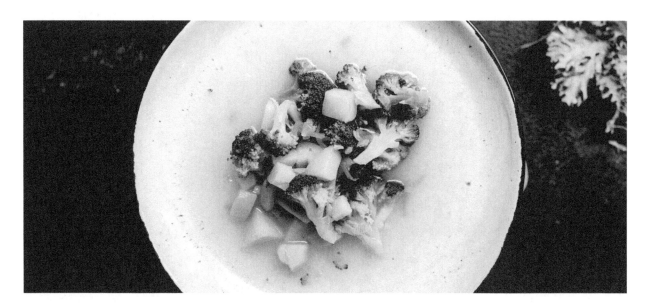

Pasta Faggioli

Temps de préparation: 10 minutes

Temps de cuisson: 1 heure 10 minutes

Portions: 8

Ingrédients:

- 454 g de pâtes Ditalini, cuit selon le mode d'emploi
- 35 g de parmesan râpé
- 30 g d'ail haché
- 1 oignon, pelé et coupé en morceaux
- 45 ml d'huile d'olive
- 1 boîte de 425 g de haricots verts, égoutter et rincer
- 5 g de sel
- 7 g d'origan séché
- 7 g de basilic, séché
- 15 g de persil
- 1.5 l d'eau
- 1 boîte de 850 ml de sauce tomate

Instructions:

1. Faire cuire l'ail et l'oignon dans une grande casserole dans l'huile d'olive pendant 5 minutes.
2. Baisser le feu et ajouter l'eau, les haricots, les haricots, le parmesan, le persil, le sel, l'origan, le basilic et la sauce tomate, bien remuer et laisser mijoter 1 heure. Incorporer les pâtes cuites et laisser mijoter 5 minutes de plus.

Nutrition: Calories: 403, Glucides: 68 g, Fibres: 8,4 g, Protéines: 16,3 g, Graisse: 7,6 g

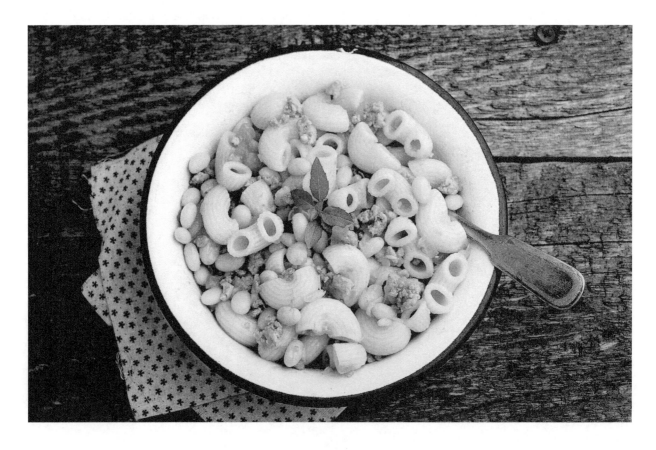

LÉGUME

Feuilles de navet épicées

Temps de préparation: 5 minutes

Temps de cuisson: 11 minutes

Portions: 6

Ingrédients:

- 15 ml d'huile d'olive
- 1 oignon, coupé en quartiers
- 454 g de feuilles de navet
- 60 ml d'eau
- 1.25 g de flocons de piment rouge
- Sel et poivre au goût

Instructions:

1. Appuyez sur le bouton Sauté de la casserole instantanée et faites chauffer l'huile.
2. Faire revenir l'oignon 1 minute jusqu'à ce qu'il soit parfumé.
3. Incorporer le reste des ingrédients.
4. Fermez le couvercle et assurez-vous que la soupape de libération de vapeur est réglée sur « Étanchéité ».
5. Appuyer sur le bouton Manuel et régler le temps de cuisson sur 10 minutes.

Nutrition: Calories: 57, Glucides: 6,2 g, Protéines: 2,6 g, Graisse: 2,7 g, Sucre: 0 g, Sodium: 16 mg, Fibres: 4,3 g

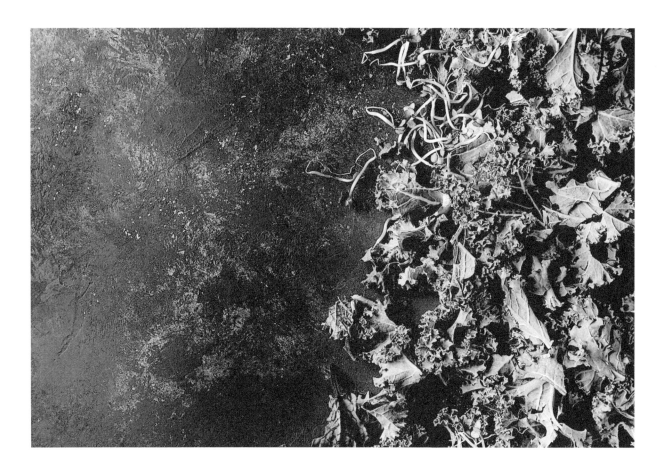

Bettes à carde sautées à l'ail et au citron

Temps de préparation: 5 minutes

Temps de cuisson: 11 minutes

Portions: 4

Ingrédients:

- 30 ml d'huile d'olive
- 4 gousses d'ail, tranchées
- 5 g de flocons de piment rouge, écrasés
- 2 grosses bottes de bettes à carde, déchirées
- Sel et poivre au goût
- 30 ml de jus de citron, fraîchement pressé

Instructions:

1. Appuyez sur le bouton Sauté de la casserole instantanée et faites chauffer l'huile.
2. Faire revenir l'ail 1 minute jusqu'à ce qu'il soit parfumé.
3. Incorporer les flocons de piment rouge et la bête à carde. Saler et poivrer au goût
4. Fermez le couvercle et assurez-vous que la soupape de libération de vapeur est réglée sur « Étanchéité ».
5. Appuyer sur le bouton Manuel et régler le temps de cuisson sur 10 minutes.
6. Relâchez rapidement la pression.
7. Arroser de jus de citron avant de servir.

Nutrition: Calories: 82, Glucides: 5 g, Protéines: 1,3 g, Matières grasses: 6,9 g, Sucre: 0 g, Sodium: 79 mg, Fibres: 3,2 g

Radicchio et oignons

Temps de préparation: 5 minutes

Temps de cuisson: 15 minutes

Portions: 3

Ingrédients:

- 15 ml d'huile d'olive
- 1 gros oignon, tranché
- 1 radicchio de tête, coupé en quartiers
- Sel et poivre au goût
- 125 g de pignons
- 35 de persil haché
- Vinaigre balsamique au goût

Instructions:

1. Appuyez sur le bouton Sauté de la casserole instantanée et faites chauffer l'huile.
2. Faire revenir l'oignon pendant 5 minutes jusqu'à ce qu'il soit parfumé et légèrement caramélisé.
3. Incorporer le radicchio et saler et poivrer au goût
4. Fermez le couvercle et assurez-vous que la soupape de libération de vapeur est réglée sur « Étanchéité ».
5. Appuyer sur le bouton Manuel et régler le temps de cuisson sur 10 minutes.
6. Relâchez rapidement la pression.
7. Mélanger les pignons, le persil et le vinaigre balsamique avant de servir.

Nutrition: Calories: 229, Glucides: 11,4 g, Protéines: 4,6 g, Graisse: 20,1 g, Sucre: 0 g, Sodium: 111 mg, Fibres: 6,4 g

Soupe aux escaroles et aux haricots

Temps de préparation: 5 minutes

Temps de cuisson: 50 minutes

Portions: 4

Ingrédients:

- 30 ml d'huile d'olive
- 2 gousses d'ail, émincées
- 250 g de haricots cannellini, trempés toute la nuit
- 1.250 l d'eau
- Sel et poivre au goût
- 454 g d'escarole, hachée
- Un soupçon de piment fort

Instructions:

1. Appuyez sur le bouton Sauté et faites chauffer l'huile d'olive.
2. Faire revenir l'ail pendant une minute jusqu'à ce qu'il soit parfumé.
3. Incorporer les haricots et ajouter l'eau.
4. Fermez le couvercle et assurez-vous que la soupape de libération de vapeur est réglée sur « Étanchéité ».
5. Appuyez sur le bouton Haricots/Chili et réglez le temps de cuisson à 45 minutes.
6. Relâcher la pression naturelle.
7. Une fois le couvercle ouvert, appuyez sur le bouton Sauté pour laisser mijoter les haricots.
8. Ajouter l'escarole et laisser mijoter 5 minutes.
9. Servir avec un filet de piment fort.

Nutrition: Calories: 146, Glucides: 9,6 g, Protéines: 2,9 g, Graisse: 11,7 g, Sucre: 0 g, Sodium: 671 mg, Fibres: 5,2 g

Soupe au miso avec shiitake et bok choy

Temps de préparation: 5 minutes

Temps de cuisson: 10 minutes

Portions: 3

Ingrédients:

- 5 g de pâte rouge miso
- 652 ml d'eau
- 10 ml de sauce soya
- 2 fines tranches de gingembre
- 1 gousse d'ail
- 3 gros champignons shiitake, tranchés
- 1 petite tête de bébé bok choy, tranché

Instructions:

1. Placez tous les ingrédients dans la casserole instantanée.
2. Donne un bon coup.
3. Fermez le couvercle et assurez-vous que la soupape de libération de vapeur est réglée sur « Étanchéité ».
4. Appuyez sur le bouton Soupe et réglez le temps de cuisson à 10 minutes.
5. Relâchez rapidement la pression.

Nutrition: Calories: 56, Glucides: 9,9 g, Protéines: 3,5 g, Graisse: 1,1 g, Sucre: 0 g, Sodium: 155 mg, Fibres: 6,3 g

Lentilles aux tomates et curcuma

Temps de préparation: 10 minutes

Temps de cuisson: 10 minutes

Portions: 4

Ingrédients:

- 30 ml d'huile d'olive extra vierge, plus pour décorer
- 1 oignon, haché finement
- 15 g de curcuma moulu
- 5 g de poudre d'ail
- 1 boîte de lentilles de 400 g, égouttées
- 1 boîte de tomates hachées, égouttées
- 2.5 g de sel de mer
- 1.25 g de poivre noir fraîchement moulu

Instructions:

1. Dans une énorme casserole, chauffer l'huile d'olive jusqu'à ce qu'elle scintille.
2. Ajouter l'oignon et le curcuma et cuire environ 5 minutes, en remuant de temps à autre, jusqu'à ce qu'ils soient tendres.
3. Ajouter la poudre d'ail, les lentilles, les tomates, le sel et le poivre. Cuire 5 minutes en remuant de temps en temps. Servir garni d'huile d'olive supplémentaire, si désiré.

Nutrition: Calories: 24, Matières grasses totales: 7 g, Glucides totaux: 34 g, Sucre: 5 g, Fibres: 15 g, Protéines: 12 g, Sodium: 243 mg

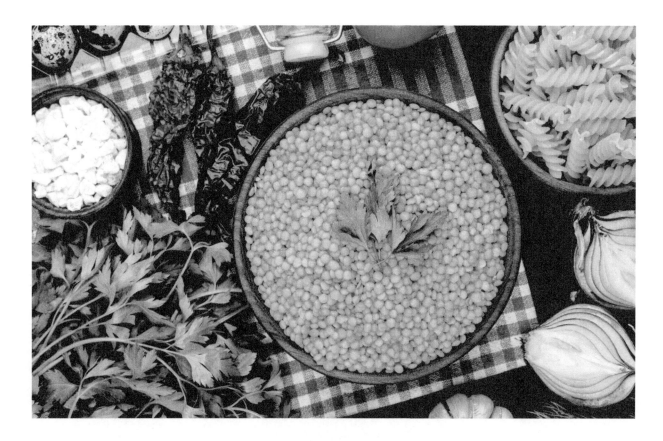

Pâtes de blé entier avec sauce tomate-basilic

Temps de préparation: 15 minutes

Temps de cuisson: 11 minutes

Portions: 4

Ingrédients:

- 30 ml d'huile d'olive extra vierge
- 1 oignon émincé
- 6 gousses d'ail, émincées
- 2 boîtes de tomates écrasées, non égouttées
- 2.5 g de sel de mer
- 1.25 g de poivre noir moulu
- 35 g de feuilles de basilic, hachées
- 1 paquet 225 g de pâtes de blé entier

Instructions:

1. Dans une énorme casserole, chauffer l'huile d'olive jusqu'à ce qu'elle scintille.
2. Ajouter l'oignon. Cuire environ 5 minutes, en remuant de temps à autre, jusqu'à ce qu'il soit mou.
3. Ajouter l'ail. Cuire 30 secondes en remuant constamment.
4. Incorporer les tomates, le sel et le poivre. Laisser mijoter. Réduire à feu moyen et cuire 5 minutes en remuant de temps à autre.
5. Retirer du feu et incorporer le basilic. Mélanger avec les pâtes.

Nutrition: Calories: 330, Matières grasses totales: 7 g, Glucides totaux: 56 g, Sucre: 24 g

Riz frit au chou frisé

Temps de préparation: 10 minutes

Temps de cuisson: 12 minutes

Portions: 4

Ingrédients:

- 30 ml d'huile d'olive extra vierge
- 225 g de tofu, haché
- 6 oignons verts et blancs, tranchés finement
- 500 g de chou frisé, haché
- 750 g de riz brun cuit
- 60 ml de sauce sauté

Instructions:

1. Dans une grande poêle à feu moyen-vif, chauffer l'huile d'olive jusqu'à ce qu'elle scintille.
2. Ajouter le tofu, les oignons verts et le chou frisé. Cuire de 5 à 7 minutes, en remuant fréquemment, jusqu'à ce que les légumes soient tendres.
3. Ajouter le riz brun et la sauce sautée. Cuire de 3 à 5 minutes, en remuant occasionnellement, jusqu'à ce qu'il soit bien chaud.

Nutrition: Calories: 301, Matières grasses totales: 11 g, Glucides totaux: 36 g, Sucre: 1 g

Salade de jardin aux noix et aux fruits

Temps de préparation: 10 minutes

Temps de cuisson: 0 minutes

Portions: 2

Ingrédients:

- 1.5 k de bébés épinards
- 125 g de noix hachées, grillées
- 1 poire rouge mûre, tranchée
- 1 kaki mûr, tranché
- 5 g d'ail haché
- 1 échalote hachée
- 15 ml d'huile d'olive extra-vierge
- 30 ml de jus de citron frais
- 5 g de moutarde à grains entiers

Instructions:

1. Dans un grand saladier, bien mélanger l'ail, l'échalote, l'huile, le jus de citron et la moutarde.
2. Ajouter les épinards, la poire et le kaki. Remuer pour bien enrober.
3. Au moment de servir, garnir de noix hachées.

Nutrition: Calories: 332, Matières grasses totales: 21 g, Graisses saturées: 2 g, Glucides totaux: 37 g, Glucides nets: 27 g, Protéines: 7 g

Choux de Bruxelles sautés et carottes

Temps de préparation: 10 minutes

Temps de cuisson: 15 minutes

Portions: 6

Ingrédients:

- 15 ml de vinaigre de cidre
- 60 ml d'eau
- 454 g de choux de Bruxelles coupés en deux sur la longueur
- 454 g de carottes coupées en diagonale en longueurs de ½ po d'épaisseur
- 45 ml d'huile d'olive, divisée
- 30 ml d'échalote hachée
- 2.5 g de poivre
- 3 g de sel

Instructions:

1. Sur feu moyen-élevé, placer une poêle antiadhésive et chauffer 30 ml d'huile.
2. Mettre les échalotes et cuire jusqu'à ce qu'elles soient ramollies, environ 1 à 2 minutes en remuant de temps à autre.
3. Ajouter le sel poivre, les choux de Bruxelles et les carottes. Faire sauter jusqu'à ce que les légumes commencent à dorer sur les bords, autour de 3 à 4 minutes.
4. Ajouter l'eau, cuire et couvrir.
5. Après 5 à 8 minutes, ou lorsque les légumes sont déjà tendres, ajouter le reste du beurre.
6. Au besoin, poivrer et saler au goût.
7. Éteindre le feu, transférer sur un plateau, servir et profiter.

Nutrition: Calories: 9, Matières grasses totales: 4, Graisses saturées: 2, Glucides totaux: 14 g, Glucides nets: 9 g, Protéines: 3

Légumes au cari et œufs pochés

Temps de préparation: 10 minutes

Temps de cuisson: 40 minutes

Portions: 4

Ingrédients:

- 4 gros œufs
- 2.5 ml de vinaigre blanc
- 1.25 g de poivron rouge écrasé – facultatif
- 250 ml d'eau
- 1 boîte de 400 g de pois chiches, égouttés
- 2 courgettes moyennes, coupées en dés
- 225 g de champignons de Paris tranchés
- 15 g de poudre de cari jaune
- 2 gousses d'ail, émincées
- 1 gros oignon, haché
- 10 ml d'huile d'olive extra vierge

Instructions:

1. Sur feu moyen-élevé, placer une grande casserole et chauffer l'huile.
2. Faire revenir les oignons jusqu'à tendreté, environ 4 à 5 minutes.
3. Mettre l'ail et poursuivre la cuisson pendant une demi-minute.
4. Ajouter le cari en poudre, remuer et cuire jusqu'à ce qu'il soit parfumé, environ 1 à 2 minutes.
5. Ajouter les champignons, mélanger, couvrir et cuire de 5 à 8 minutes ou jusqu'à ce que les champignons soient tendres et aient libéré leur liquide.
6. Ajouter le poivron rouge si on utilise de l'eau, des pois chiches et des courgettes. Bien mélanger et porter à ébullition.
7. Une fois l'eau bouillante, réduire le feu à mijoter, couvrir et cuire jusqu'à ce que les courgettes soient tendres, environ 15 à 20 minutes de frémissement.
8. Entre-temps, dans une petite casserole remplie d'eau profonde de 3 pouces, porter à ébullition sur un feu élevé.
9. Au moment de l'ébullition, baisser la température et ajouter le vinaigre.
10. Ajouter lentement 1 œuf, en le glissant doucement dans l'eau. Laisser mijoter jusqu'à ce que l'œuf soit cuit, environ 3 à 5 minutes.
11. S'il vous plaît enlever l'œuf à l'aide d'une cuillère trouée et le transférer dans une assiette : 1 assiette, 1 œuf.
12. Répéter l'opération avec le reste des œufs.
13. Une fois les légumes cuits, répartir uniformément en 4 portions et placer 1 portion par assiette d'œuf.
14. Servir et savourer.

Nutrition: Calories: 254, Matières grasses totales: 9 g, Graisses saturées: 2, Glucides totaux: 30 g, Glucides nets: 21 g, Protéines: 16 g

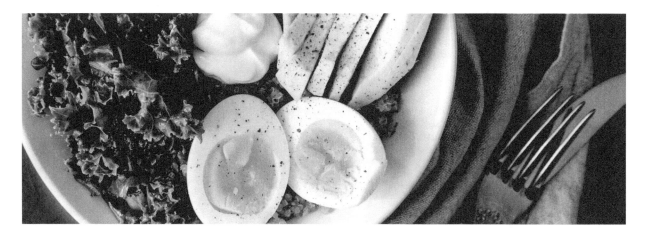

Carottes et chou frisé braisés

Temps de préparation: 10 minutes

Temps de cuisson: 10 minutes

Portions: 2

Ingrédients:

- 15 ml d'huile de noix de coco
- 1 oignon, tranché finement
- 5 gousses d'ail, émincées
- 3 carottes moyennes, tranchées finement
- chou frisé de 300 g, haché
- 120 ml d'eau
- Sel et poivre au goût
- Un soupçon de flocons de piment rouge

Instructions:

1. Chauffer l'huile dans une poêle à feu moyen et faire revenir l'oignon et l'ail jusqu'à ce qu'ils soient parfumés.
2. Incorporer les carottes et remuer 1 minute. Ajouter le chou frisé et l'eau. Saler et poivrer au goût.
3. Fermer le couvercle et laisser mijoter 5 minutes.
4. Saupoudrer de flocons de piment rouge.
5. Servir et savourer.

Nutrition: Calories: 161, Matières grasses totales: 7 g, Graisses saturées: 1 g, Glucides totaux: 20 g, Glucides nets: 14 g, Protéines: 7 g

Légumes sautés au gingembre

Temps de préparation: 10 minutes

Temps de cuisson: 10 minutes

Portions: 4

Ingrédients:

- 15 ml d'huile
- 3 gousses d'ail, hachées
- 1 oignon, haché
- 1 pouce de gingembre, tranché
- 15 ml d'eau
- 1 grosse carotte pelée, coupée en julienne et sans pépins
- 1 gros poivron vert, coupé en julienne et sans pépins
- 1 gros poivron jaune, coupé en julienne et sans pépins
- 1 gros poivron rouge, coupé en julienne et sans pépins
- 1 courgette, coupée en julienne
- Sel et poivre au goût

Instructions:

1. Chauffer l'huile dans une casserole antiadhésive sur feu vif et faire revenir l'ail, l'oignon et le gingembre jusqu'à ce qu'ils soient parfumés.
2. Incorporer le reste des ingrédients.
3. Continuer à remuer pendant au moins 5 minutes jusqu'à ce que les légumes soient tendres.
4. Servir et savourer.

Nutrition: Calories: 70, Matières grasses totales: 4 g, Graisses saturées: 1 g, Glucides totaux: 9 g, Glucides nets: 7 g, protéine: 1 g

Cauliflower Fritters

Temps de préparation: 10 minutes

Temps de cuisson: 15 minutes

Portions: 6

Ingrédients:

- 1 grosse tête de chou-fleur, coupée en bouquets
- 2 œufs, battus
- 2.5 g de curcuma
- 2.5 g de sel
- 1.25 g de poivre noir
- 15 ml d'huile de noix de coco

Instructions:

1. Mettre les bouquets de chou-fleur dans une casserole avec de l'eau et porter à ébullition. Cuire jusqu'à tendreté, environ 5 minutes d'ébullition. Bien égoutter.
2. Placer le chou-fleur, les œufs, le curcuma, le sel et le poivre dans le robot.
3. Mélanger jusqu'à ce que le mélange devienne grossier.
4. Transférer dans un bol. Former 6 petites boules aplaties avec les mains et les placer au réfrigérateur pendant au moins 1 heure jusqu'à ce que le mélange durcisse.
5. Chauffer l'huile dans une poêle antiadhésive et faire revenir les galettes de chou-fleur pendant 3 minutes de chaque côté.
6. Servir et savourer.

Nutrition: Calories: 53, Matières grasses totales: 6 g, Graisses saturées: 2 g, Glucides nets: 1 g, Protéines: 3 g

Sauté de courge

Temps de préparation: 10 minutes

Temps de cuisson: 10 minutes

Portions: 4

Ingrédients:

- 15 ml d'huile d'olive
- 3 gousses d'ail, hachées
- 1 courge musquée, épépinée et tranchée
- 15 g de noix de coco aminos
- 15 ml de jus de citron
- 15 ml d'eau
- Sel et poivre au goût

Instructions:

1. Chauffer l'huile à feu moyen et faire revenir l'ail jusqu'à ce qu'il soit parfumé.
2. Incorporer la courge encore 3 minutes avant d'ajouter le reste des ingrédients.
3. Fermer le couvercle et laisser mijoter 5 minutes de plus ou jusqu'à ce que la courge soit molle.
4. Servir et savourer.

   Nutrition: Calories: 83, Matières grasses totales: 3 g, Graisses saturées: 0,5, Glucides totaux: 14 g, Glucides nets: 12 g, Protéines: 2 g

Chou-fleur brun haché

Temps de préparation: 10 minutes

Temps de cuisson: 20 minutes

Portions: 6

Ingrédients:

- 4 œufs, battus
- 120 ml de lait de coco
- 2.5 g de moutarde sèche
- Sel et poivre au goût
- 1 gros chou-fleur, râpé

Instructions:

1. Placez tous les ingrédients ensemble dans un bol et mélangez jusqu'à ce qu'ils soient bien combinés.
2. Placer une poêle antiadhésive et chauffer à feu moyen.
3. Ajouter une grande cuillerée de chou-fleur dans la poêle.
4. Frire un côté pendant 3 minutes, retourner et cuire l'autre côté pendant une minute, comme une crêpe. Répéter le processus pour le reste des ingrédients.
5. Servir et savourer.

Nutrition: Calories: 102, Matières grasses totales: 7 g, Graisses saturées: 1 g, Glucides totaux: 4 g, Glucides nets: 3 g

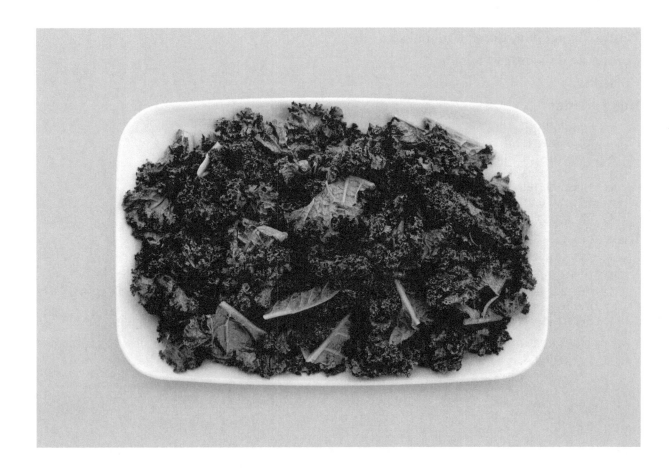

VÉGAN

Korean Barbecue Tofu

Temps de préparation: 10 minutes

Temps de cuisson: 15 minutes

Portions: 3

Ingrédients:

- 15 ml d'huile d'olive
- 10 g de poudre d'oignon
- 4 gousses d'ail, hachées
- 10 g de moutarde sèche
- 45 g de sucre brun
- 120 ml de sauce soya
- 700 g de tofu ferme, coupé en cubes de ¼ po

Instructions:

1. Dans un sac refermable, mélanger tous les ingrédients sauf le tofu et l'huile. Bien mélanger jusqu'à ce que le sucre soit dissous.
2. Ajouter le tofu tranché et tourner lentement le sac pour mélanger. Sceller le sac et placer à plat à l'intérieur de la réf pendant une heure.
3. Après une heure, tourner le sac de l'autre côté et laisser mariner pendant une autre heure.
4. Pour faire cuire, dans une poêle antiadhésive, chauffer l'huile sur feu moyen-élevé. Ajouter le tofu et faire sauter jusqu'à ce que les côtés soient dorés.
5. Servir et savourer.

Nutrition: Calories: 437, Matières grasses: 25 g, Glucides: 23 g, Protéines: 40 g, Fibres: 6 g

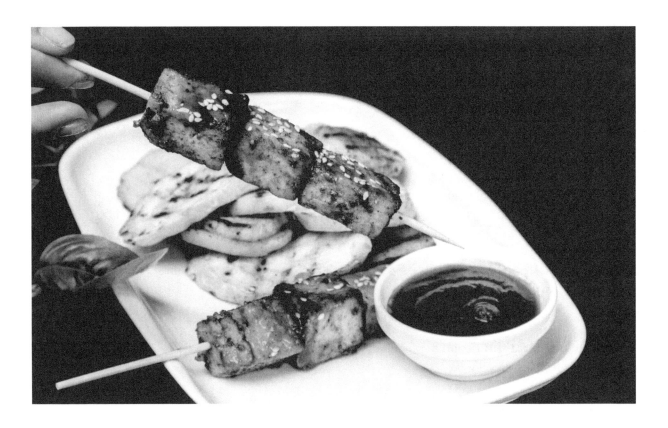

Frites à l'ail aux courgettes

Temps de préparation: 10 minutes

Temps de cuisson: 20 minutes

Portions: 6

Ingrédients:

- 1.25 g de poudre d'ail
- 120 g de farine d'amande
- 2 gros blancs d'œufs, battus
- 3 courgettes moyennes, coupées en bâtonnets
- Sel et poivre au goût

Instructions:

1. Régler le four à 400 °F.
2. Mélanger les ingrédients dans un bol jusqu'à ce que les frites de courgettes soient bien enrobées.
3. Déposer les frites sur la plaque et répartir uniformément.
4. Mettre au four et cuire 20 minutes.
5. À mi-chemin, des sautés.

Nutrition: Calories: 11, Graisse: 0,1 g, Glucides: 1 g, Protéine: 1,5 g, Fibres: 0,5 g

Aubergines sautées

Temps de préparation: 10 minutes

Temps de cuisson: 10 minutes

Portions: 2

Ingrédients:

- 15 ml d'huile de noix de coco
- 2 aubergines, coupées en tranches de 3 po de longueur
- 4 gousses d'ail, hachées
- 1 oignon, haché
- 5 g de gingembre râpé
- 5 ml de jus de citron, fraîchement pressé
- 2.5 g de sel
- 2.5 g de poivre

Instructions:

1. Chauffer l'huile dans une casserole antiadhésive.
2. Faire revenir les aubergines 2 minutes de tous les côtés.
3. Ajouter l'ail et les oignons jusqu'à ce qu'ils soient parfumés, environ 3 minutes.
4. Incorporer le gingembre, le sel, le poivre et le jus de citron.
5. Ajouter une demi-tasse d'eau et porter à ébullition. Cuire jusqu'à ce que les aubergines soient tendres.

Nutrition: Calories: 232, Matières grasses: 7 g, Glucides: 41 g, Protéines: 7 g, Fibres: 17 g

Champignons à l'ail sautés

Temps de préparation: 10 minutes

Temps de cuisson: 10 minutes

Portions: 4

Ingrédients:

- 15 ml d'huile d'olive
- 3 gousses d'ail, hachées
- 450 g de champignons bruns frais, tranchés
- 7 onces de shiitake frais, tranchés
- 2.5 g de sel
- 2.5 g de poivre ou plus au goût

Instructions:

1. Placer une casserole antiadhésive sur feu moyen-élevé et chauffer la poêle pendant une minute.
2. Ajouter l'huile et chauffer 2 minutes.
3. Incorporer l'ail et faire revenir pendant une minute.
4. Ajouter le reste des ingrédients et faire sauter jusqu'à tendreté, environ 5 minutes.
5. Éteindre le feu et laisser reposer les champignons pendant que la poêle est couverte pendant 5 minutes.
6. Servir et savourer.

Nutrition: Calories: 95, Matières grasses: 4 g, Glucides: 14 g, Protéines: 3 g, Fibres: 4 g

Asperges sautées et poivrons

Temps de préparation: 10 minutes

Temps de cuisson: 10 minutes

Portions: 6

Ingrédients:

- 15 ml d'huile d'olive
- 4 gousses d'ail, hachées
- 454 g d'asperges fraîches, parées
- 2 gros poivrons rouges, épépinés et coupés en julienne
- 2.5 g de thym
- 75 ml d'eau
- 2.5 g de sel
- 2.5 g de poivre ou plus au goût

Instructions:

1. Placer une casserole antiadhésive sur feu vif et chauffer la poêle pendant une minute.
2. Ajouter l'huile et chauffer 2 minutes.
3. Incorporer l'ail et faire revenir pendant une minute.
4. Ajouter le reste des ingrédients et faire sauter jusqu'à tendreté, environ 6 minutes.
5. Éteignez le feu et laissez reposer les légumes pendant que la poêle est couverte pendant 5 minutes.

Nutrition: Calories: 45, Graisse: 2 g, Glucides: 5 g, Net Protéine: 2 g, Fibre: 2 g

Riz sauvage aux pois chiches épicés

Temps de préparation: 15 minutes

Temps de cuisson: 1 heure 10 minutes

Portions: 6 à 7

Ingrédients:

- 250 g de riz basmati
- 250 g de riz sauvage
- Sel et poivre au goût
- 60 ml d'huile d'olive
- 15g de poudre d'ail
- 10 g de poudre de cumin
- 60 ml d'huile de tournesol
- 750 g de pois chiches
- 5 g de farine
- 5 g de poudre de cari
- 15 g de poudre de paprika
- 5 g d'aneth
- 45 g de persil (haché)
- 1 oignon moyen (tranché finement)
- 500 g de groseilles

Instructions:

1. Pour la cuisson du riz sauvage, remplir la moitié de la casserole d'eau et porter à ébullition. Mettre le riz et laisser mijoter pendant au moins 40 minutes.
2. Prendre l'olive dans la casserole et la chauffer à feu moyen. Ajouter maintenant la poudre de cumin, le sel et l'eau et porter à ébullition. Ajouter ensuite le riz basmati et cuire 20 minutes.
3. Laisser le riz pour la cuisson et préparer les pois chiches épicés. Chauffer 2 c. à soupe d'huile d'olive dans la poêle et y mélanger les pois chiches, la poudre d'ail, le sel et le poivre, le cumin et le paprika.
4. Dans une autre casserole, faire revenir l'oignon avec l'huile de tournesol jusqu'à ce qu'il soit doré et ajouter la farine.
5. Mélanger la farine et l'oignon avec les mains.
6. Au moment de servir, déposer les deux types de riz dans un bol avec des pois chiches épicés et faire revenir l'oignon. Garnir de persil et d'herbes.

Nutrition: Calories: 647, Protéines: 25,43 g, Matières grasses: 25,72 g, Glucides: 88,3 g

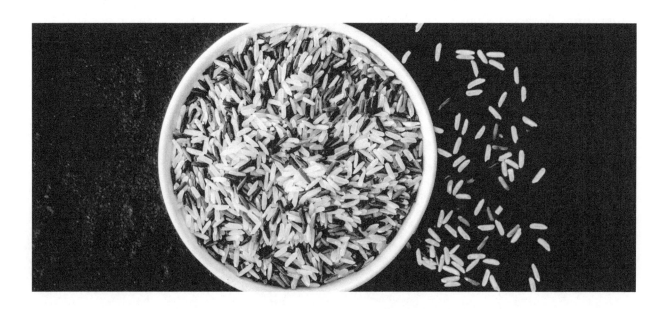

Pesto aux noix de cajou et persil aux légumes

Temps de préparation: 15 minutes

Temps de cuisson: 10 minutes

Portions: 3 à 4

Ingrédients:

- 3 courgettes (tranchées)
- 8 brochettes de bambou trempées
- 2 capsicums rouges
- 60 ml d'huile d'olive
- 750 g d'aubergine
- 4 joues citronnées

Pour le service:

- Salade de couscous
- Pour la préparation du pesto de cajou :
- 125g noix de cajou rôtie
- 125 g de persil
- 500 g de parmesan râpé
- 30 ml de jus de lime
- 60 ml d'huile d'olive

Instructions:

1. Mélanger le capsicum, l'aubergine et les courgettes avec l'huile et le sel et les enfiler sur des brochettes.
2. Faire cuire les bâtonnets de bambou pendant 6 à 8 minutes sur un barbecue à feu moyen.
3. Aussi, griller les joues de citron des deux côtés.
4. Pour préparer le pesto aux noix de cajou, mélanger tous les ingrédients au robot.
5. Déposer les brochettes sur une assiette avec des tranches de citron grillées et napper de pesto de noix de cajou pour servir.

Nutrition: Calories: 666, Protéines: 23,96 g, Matières grasses: 48,04 g, Glucides: 41,4 g

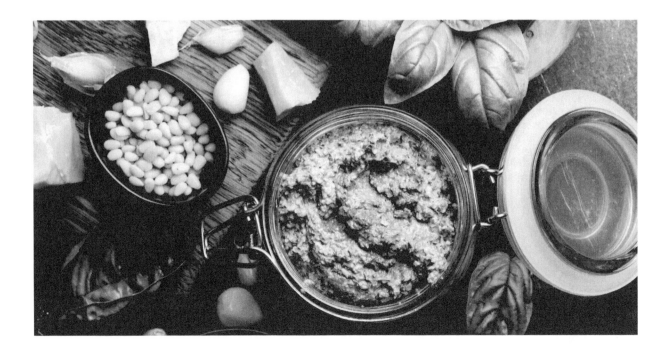

Kitchener aux légumes spéciaux

Temps de préparation: 10 minutes

Temps de cuisson: 46 minutes

Portions: 5 à 6

Ingrédients:

- 120 g de riz brun
- 250 g de lentilles sèches ou pois cassés
- 5 g de sel de mer, poudre de cumin, curcuma moulu, fenugrec moulu et coriandre moulue
- 45 ml d'huile de noix de coco
- 15 g de gingembre
- 1.250 l de bouillon de légumes
- 250 g de bébés épinards
- 1 courgette moyenne (hachée grossièrement)
- 1 petit brocoli couronne (haché)
- Yogourt grec (pour servir)

Instructions:

1. Dans une casserole, chauffer l'huile de coco à feu moyen et ajouter le gingembre, le cumin, la coriandre, les graines de fenouil, le fenugrec et le curcuma et cuire 1 minute.
2. Ajouter maintenant les lentilles et le riz brun aux épices et remuer. Verser le bouillon de légumes et laisser mijoter pendant 40 minutes.
3. Ajouter le brocoli au riz et aux lentilles et poursuivre la cuisson 5 minutes. Ajouter les autres légumes et remuer pendant 10 minutes.
4. Pour servir, verser un peu de yogourt grec sur les légumes Kitchener et servir chaud.

Nutrition: Calories: 1728, Protéines: 4,13 g, Graisse: 190,35 g, Glucides: 17,31 g

Burritos aux patates douces en purée

Temps de préparation: 15 minutes

Temps de cuisson: 60 minutes

Portions: 4

Ingrédients:

- 4 tortillas
- 1 avocat
- 5 g de capsicum, poudre de paprika et origan
- Sel et poivre au besoin
- 120 ml de crème sûre
- 1 boîte de tomates en dés
- 2 patates douces (en purée)
- 2 gousses d'ail (hachées)
- 15 g de cumin en poudre
- Coriandre ou persil frais

Instructions:

1. Avant de réduire en purée, rôtir les patates douces pendant 45 minutes dans un four déjà préchauffé (à 320 °F).
2. Faire revenir l'oignon dans une poêle avec l'huile à feu moyen. Ajouter les gousses d'ail et cuire 1 minute.
3. Ajouter 1 boîte de tomates et laisser mijoter pendant 10 minutes. À mi-chemin, ajouter le sel et le poivre, le paprika et le cumin en poudre.
4. Après 5 minutes, ajouter l'avocat.
5. Maintenant faites des burritos, mélangez une boule de purée de pommes de terre avec la garniture d'avocat.
6. Envelopper votre tortilla et la griller au four à 400 °F pendant 30 secondes.

7. Servir avec la crème sûre et la sauce piquante.

Nutrition: Calories: 442, Protéines: 12,05 g, Matières grasses: 15,43 g, Glucides: 66,85

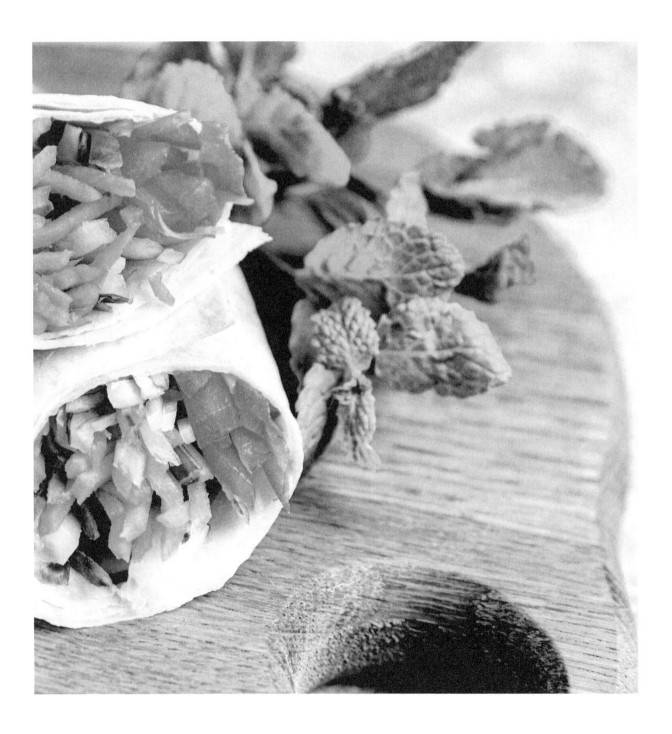

GOÛTER

Wraps végétariens aux poivrons

Temps de préparation: 10 minutes

Temps de cuisson: 6 heures

Portions: 4

Ingrédients:

- 1.5 k de poivron rouge haché
- 1 k de tomates hachées
- 10 g de sel
- 1 petit avocat
- 125 g lin moulu

Instructions:

1. Mélanger les poivrons, les tomates et le sel.
2. Ajouter l'avocat et continuer à mélanger.
3. Ajouter les graines de lin.
4. Étaler sur du papier parchemin sur un plateau déshydrater en fine couche.
5. Forme comme des tortillas.
6. Déshydrater à 109 °F pendant 5 à 6 heures.
7. Puis retournez pendant 4 heures.
8. Les enveloppes doivent être sèches mais toujours très souples.

Nutrition: Calories: 524, Protéines: 15,05 g, Matières grasses: 33,86 g, Glucides: 48,94 g

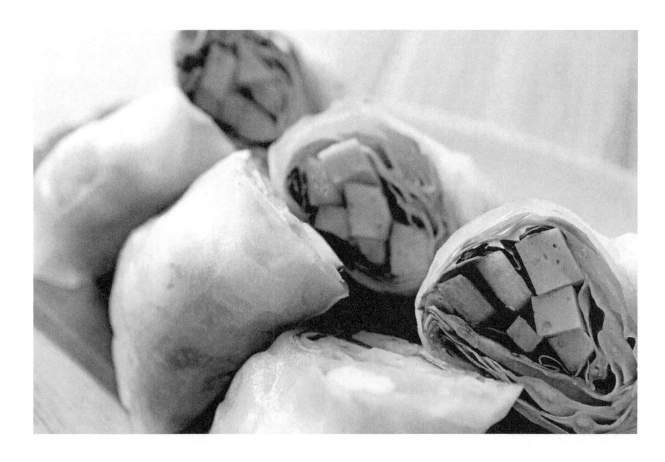

Pépites de légumes

Temps de préparation: 10 minutes

Temps de cuisson: 25 minutes

Portions: 24

Ingrédients:

- 1.25 g de poivre noir
- 500 g de fleurs de chou-fleur
- 1 œuf, gros et pâturage
- 500 g de bouquets de brocoli
- 70 g de farine d'amande
- 250 g de carottes, hachées grossièrement
- 1.25 g de sel
- 5 g d'ail haché
- 2.5 g de curcuma

Instructions:

1. Pour faire ces délicieuses pépites, il faut d'abord préchauffer le four à 400°F.
2. Placez ensuite le brocoli, le curcuma, le chou-fleur, le poivre noir, les carottes, le sel de mer et le curcuma dans un robot.
3. Battez-les pendant une minute ou jusqu'à ce que vous obteniez un mélange finement moulu.
4. Ensuite, incorporer le tourteau d'amande et l'œuf et mélanger à nouveau.
5. Maintenant, transférer le mélange veggie-amande dans un grand bol de mélange.
6. Retirer le mélange avec une cuillère à soupe et faire des disques circulaires avec les mains.
7. Après cela, placez les disques sur la plaque à pâtisserie tapissée de papier parchemin.
8. Enfin, faites-les cuire de 20 à 25 minutes en les retournant une fois.
9. Conseil : Servez-le avec de la sauce ranch maison.

Nutrition: Calories: 220, Protéines: 1,1 g, Glucides: 2,1 g, Graisse: 1,2 g

Chou-fleur à la vapeur

Temps de préparation: 5 minutes

Temps de cuisson: 2 minutes

Portions: 6

Ingrédients:

- 1 gros chou-fleur, épépiné et coupé en gros bouquets

Instructions:

1. Mettez 2 tasses d'eau dans la casserole intérieure. Placez un bac à vapeur à l'intérieur.
2. Placez le chou-fleur à l'intérieur d'un panier à vapeur et placez le panier sur la grille de vapeur, la vapeur dans les 2 minutes.
3. Retirer soigneusement le panier et servir.

Nutrition: Calories: 34, Matières grasses: 0 g, Protéines: 3 g, Sodium: 41 mg, Fibres: 3 g, Glucides: 7 g, Sucre: 3 g

Choux de Bruxelles et carottes

Temps de préparation: 15 minutes

Temps de cuisson: 12 minutes

Portions: 4

Ingrédients:

- 15 ml d'huile de noix de coco
- 340 g de choux de Bruxelles, les extrémités dures enlevées et coupées en deux
- 340 g de carottes (environ 4 moyennes), pelées, les extrémités enlevées, et coupées en morceaux de 1"
- 60 ml de jus de lime frais
- 60 ml de vinaigre de cidre de pomme
- 120 g de noix de coco amino
- 58 g de beurre d'amande

Instructions:

1. Faire revenir les choux de Bruxelles et les carottes jusqu'à ce qu'ils soient dorés, environ 5 à 7 minutes.
2. Pendant que les légumes brunissent, faire la sauce. Mélanger le jus de lime, le vinaigre, la noix de coco et le beurre d'amande dans un petit bol.
3. Verser la sauce sur les légumes — Cuire pendant 6 minutes. Servir.

Nutrition: Calories: 216, Matières grasses: 11 g, Protéines: 6 g, Sodium: 738 mg Fibres: 6 g, Glucides: 22 g, Sucre: 5 g

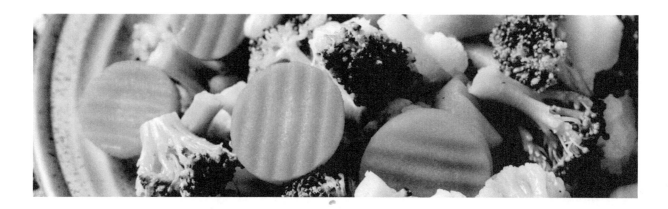

Patates douces violettes à la vapeur

Temps de préparation: 5 minutes

Temps de cuisson: 40 minutes

Portions: 4

Ingrédients:

- 4 patates douces violettes, entières et non pelées

Instructions:

1. Placer dans un panier à vapeur et cuire à la vapeur jusqu'à cuisson complète, environ 40 minutes.

Nutrition: Calories: 762, Protéines: 45,18 g, Matières grasses: 9,25 g, Glucides: 160,03 g

Viande végétarienne mexicaine

Temps de préparation: 10 minutes

Temps de cuisson: 5 heures

Portions: 4

Ingrédients:

- 500 g de graines de tournesol, trempées pendant 8 heures et rincées
- 1.250 k de courgettes, râpées
- 125 g oignon émincé
- 250 g céleri émincé
- 125 g de poudre de chili maison
- 60 ml de jus de citron
- 5 g de sel non raffiné
- 2 gousses d'ail, écrasées

Instructions:

1. Utilisez un robot alimentaire pour transformer les graines de tournesol en farine.
2. Dans un grand bol, mélanger avec les autres ingrédients.
3. Étaler le mélange sur 2 feuilles déshydratantes recouvertes de papier parchemin.
4. Déshydrater à 109 °F pendant 5 heures (ou jusqu'à ce qu'il atteigne la consistance désirée).

Nutrition: Calories: 2132, Protéines: 80,1 g, Matières grasses: 163,49 g, Glucides: 153,89 g

Biscuits au lin

Temps de préparation: 10 minutes

Temps de cuisson: 18 heures

Portions: 3

Ingrédients:

- 500 g de graines de lin (trempées de 1 à 2 heures dans 2 tasses d'eau)
-
- 35 g de tomates séchées au soleil
- 35 g de coriandre ou de basilic frais, hachés finement
- 300 g de tomates, coupées en dés
- 1 gousse d'ail, hachée
- Pincée de cayenne
- 5 g de sel non raffiné

Instructions:

1. Placer le poivron, la coriandre, les tomates séchées, les tomates, le piment de Cayenne, l'ail et le sel dans un robot et mélanger jusqu'à ce qu'ils soient réduits en purée.
2. Transférer le contenu dans un grand bol et mélanger les graines de lin.
3. Étendre le mélange sur une feuille de déshydratation et déshydrater à 109 °F pendant environ 18 heures.

Nutrition: Calories: 1774, Protéines: 65,67 g, Graisse: 145,63 g, Glucides: 86,04 g

Sarrasin Crackers

Temps de préparation: 10 minutes

Temps de cuisson: 18 heures

Portions: 4

Ingrédients:

- 300 g de gruau de sarrasin cru, germé 2 jours et rincé
- 1 petit poivron
- ½ courgettes
- 250 g de jeunes noix de coco (1 à 2 jeunes noix de coco)
- 2.5 g de sel non raffiné.
- 5 g de basilic séché (facultatif)
- 1.25 g d'origan séché (facultatif)

Instructions:

1. Mélanger les gruaux de sarrasin au robot. Les gruaux doivent être hachés grossièrement et ne pas être trop transformés.
2. Placer les gruaux transformés dans un grand bol.
3. Couper le poivron en quartiers et les courgettes en petits morceaux avant de les placer dans le robot.
4. Au robot, mélanger le poivron et les courgettes en morceaux finement hachés (en faisant de votre mieux pour ne pas réduire le mélange en purée) et les ajouter au bol une fois terminé.
5. Traiter la viande de noix de coco très soigneusement et l'ajouter au bol.
6. Bien mélanger tous les ingrédients.
7. Étaler sur des plateaux de déshydratation recouverts de papier parchemin.
8. Déshydratez-vous à 109 °F pendant environ 18 heures. Les biscuits doivent être très secs sans un soupçon d'humidité ou de douceur.
9. Utiliser à la place du pain pour le déjeuner.
10. Garnir de tranches d'avocat et d'une pincée de sel.

Nutrition: Calories: 268, Protéines: 6,21 g, Matières grasses: 14,25 g, Glucides: 33,7 g

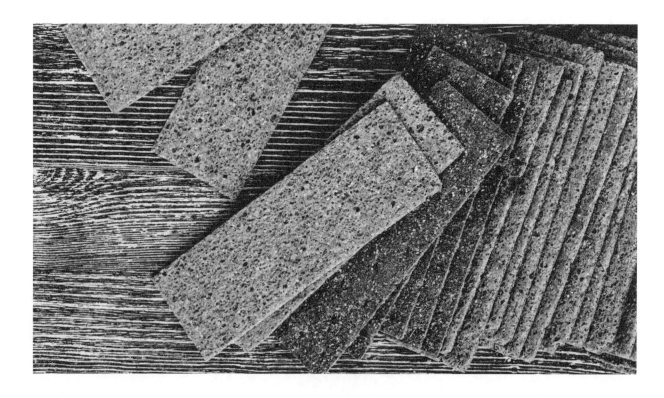

Tranches de courgette

Temps de préparation: 10 minutes

Temps de cuisson: 15 minutes

Portions: 4

Ingrédients:

- 60 ml de sauce tomate
- 1 courgette, tranchée
- Sel et poivre noir au goût
- 2.5 g de cumin moulu
- Enduit à cuisson

Instructions:

1. Vaporiser une plaque de cuisson d'enduit à cuisson et répartir uniformément les tranches de courgettes sur le plateau. Verser la sauce tomate sur les courgettes. Saupoudrer de cumin, de sel et de poivre, mettre au four à 350°F, cuire 15 minutes, disposer sur une assiette et servir.
2. Amusez-vous!

Nutrition: Calories: 140, Graisses: 4 g, Fibres: 2 g, Glucides: 6 g, Protéines: 4 g

Collation facile aux courgettes

Temps de préparation: 10 minutes

Temps de cuisson: 3 heures

Portions: 8

Ingrédients:

- 3 courgettes, tranchées finement
- Sel et poivre noir au goût
- 30 ml d'huile d'avocat
- 30 ml de vinaigre balsamique

Instructions:

1. Dans un bol, fouetter l'huile avec le vinaigre, le sel et le poivre. Ajouter les tranches de courgettes dans le bol et mélanger pour bien enrober.
2. Étaler les courgettes sur une plaque tapissée et placer la plaque au four à 200 °F et cuire 3 heures. Laisser refroidir les croustilles et les servir. Amusez-vous!

Nutrition: Calories: 100, Matières grasses: 3 g, Fibres: 7 g, Glucides: 3 g, Protéines: 7 g

Tartinade de courgettes au cumin

Temps de préparation: 10 minutes

Temps de cuisson: 0 minutes

Portions: 5

Ingrédients:

- 1 k de courgettes hachées
- 60 ml d'huile d'olive
- Sel et poivre noir au goût
- 4 gousses d'ail, hachées
- 60 ml de tahini
- 120 ml de jus de citron
- 15 g de cumin moulu

Instructions:

1. Au mélangeur, mélanger les courgettes avec le sel, le poivre, l'huile, le jus de citron, l'ail, le tahini et le cumin. Mélanger jusqu'à ce que le mélange soit homogène, puis répartir dans de petits bols et servir.
2. Amusez-vous!

Nutrition: Calories: 110, Matières grasses: 5 g, Fibres: 3 g, Glucides: 6 g, Protéines: 7 g

Tartinade de céleri

Temps de préparation: 10 minutes

Temps de cuisson: 0 minutes

Portions: 2

Ingrédients:

- 6 piles de céleri, hachées
- 45 ml de sauce tomate
- 60 ml de mayonnaise à l'avocat
- Sel et poivre noir au goût
- 2.5 g de poudre d'ail

Instructions:

1. Dans un bol, mélanger le céleri avec la mayonnaise, la sauce tomate, le poivre noir, le sel et la poudre d'ail. Bien mélanger et répartir dans des bols et servir.
2. Amusez-vous!

Nutrition: Calories: 100, Matières grasses: 12 g, Fibres: 3 g, Glucides: 1 g, Protéines: 6 g

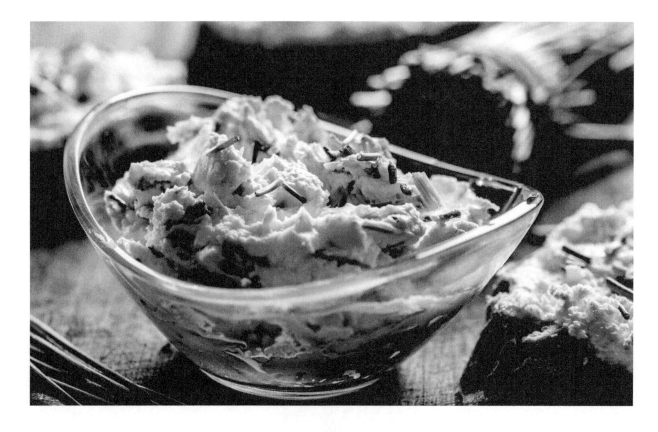

DESSERT

Tire-pêche facile

Temps de préparation: 5 minutes

Temps de cuisson: 20 minutes

Portions: 6

Ingrédients:

- 5 pêches biologiques, dénoyautées et hachées
- 50 g de sucre de coco, divisé
- 2.5 g de cannelle
- 150 g de pacanes hachées
- 120 g d'avoine sans gluten
- 50 g de graines de lin moulues
- 35 g de riz brun
- 60 ml d'huile d'olive extra vierge

Instructions:

1. Préchauffer le four à 350 °F.
2. Graisser le fond de 6 ramequins.
3. Dans un bol, mélanger les pêches, la moitié du sucre de coco, la cannelle et les pacanes.
4. Répartir le mélange de pêches dans les ramequins.
5. Dans le même bol, mélanger l'avoine, le lin, la farine de riz et l'huile. Ajouter le reste du sucre de coco. Mélanger jusqu'à obtention d'une texture friable.
6. Garnir les pêches du mélange.
7. Placez pendant 20 minutes.

Nutrition: Calories: 194, Graisse: 15 g, Glucides: 32 g, Protéines: 7 g

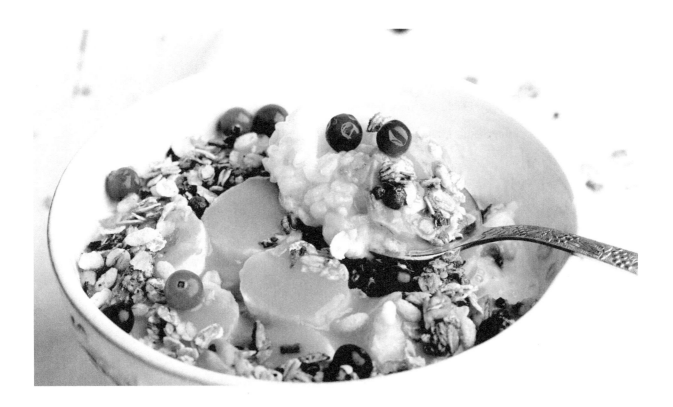

Sels Biscuits au beurre d'arachide

Temps de préparation: 15 minutes

Temps de cuisson: 0 minutes

Portions: 9

Ingrédients:

- 250 g d'amandes crues
- 115 g de beurre d'arachide (crémeux et non salé)
- 250 g de dattes Medjool dénoyautées
- 7 g d'extrait de vanille
- Sel de mer au besoin

Instructions:

1. Prendre un robot et ajouter les amandes, le beurre d'arachide, la vanille et les dattes et mélanger le mélange entier jusqu'à ce que la texture de la pâte vient (devrait prendre quelques minutes)
2. Si vous voulez, ajoutez un peu de beurre d'arachide pour faire de la pâte autocollante.
3. Former les boules à l'aide de la pâte et les presser à l'aide d'une fourchette pour créer un quadrillage
4. Saler généreusement
5. Servir immédiatement.

Nutrition: Calories: 214, Matières grasses: 16 g, Glucides: 32 g, Protéines: 6 g

Boules de beurre d'amande végétaliennes

Temps de préparation: 10 minutes

Temps de cuisson: 0 minutes

Portions: 4

Ingrédients:

- 12 dattes, dénoyautées et coupées en dés
- 35 g de noix de coco râpée non sucrée
- 37 g de beurre d'amande

Instructions:

1. Dans un bol, ajouter les dattes, le beurre d'amande et la noix de coco
2. Bien mélanger
3. Utiliser le mélange pour former de petites boules
4. Rangez-les dans votre réfrigérateur et refroidissez-les
5. Amusez-vous!

Nutrition: Calories: 62, Matières grasses: 3 g, Glucides: 8 g, Protéines: 1 g

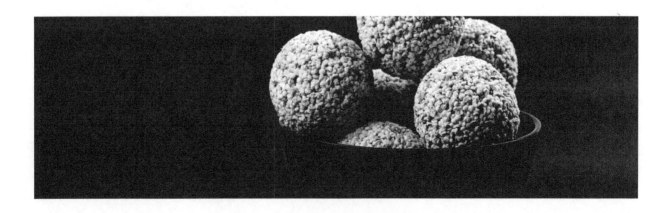

Crème à café

Temps de préparation: 10 minutes

Temps de cuisson: 15 minutes

Portions: 4

Ingrédients:

- 60 ml de café infusé
- 10 g de dérive
- 500 ml de crème épaisse
- 5 g d'extrait de vanille
- 10 g de ghee fondu
- 2 œufs

Instructions:

1. Dans un bol, mélanger le café avec la crème et les autres ingrédients, bien fouetter et diviser en 4 ramequins et bien fouetter.
2. Introduire les ramequins dans le four à 350 °F et cuire au four 15 minutes.
3. Servir chaud.

Nutrition: Calories: 300, Matières grasses: 11 g, Glucides: 3 g, Protéines: 4 g, Sucre: 12 g

Biscuits aux amandes

Temps de préparation: 15 minutes

Temps de cuisson: 15 minutes

Portions: 12

Ingrédients:

- 400 g de farine non de blé
- 5 g de bicarbonate de soude
- 5 g de levure chimique
- /100 g de tahini
- 50 g de beurre de noix de coco
- 2.5 ml de vanille
- 2.5 ml de miel
- Sel

Instructions:

1. Mélanger la farine, le soda, le sel et la levure chimique.
2. Mélanger le tahini et le beurre de coco et ajouter 30 ml d'eau dans le même bol.
3. Ajouter le miel et la vanille au mélange de tahini et bien mélanger avec un mixeur.
4. Préchauffer le four (180°C/356°F) et y déposer une plaque de cuisson.
5. Ajouter 24 c. à soupe du mélange sur la plaque et laisser cuire au four de 11 à 15 minutes.
6. Laissez-le refroidir un peu et sers.

Nutrition: Calories: 114, Matières grasses: 16 g, Glucides: 22 g, Protéines: 6 g

Mousse au chocolat

Temps de préparation: 10 minutes

Temps de cuisson: 0 minutes

Portions: 4

Ingrédients:

- Crème de noix de coco grattée de la partie supérieure de 2 morceaux de 380 g de boîtes de lait de coco entier
- 60 g de cacao
- 45 ml de nectar d'agave
- 5 ml d'extrait de vanille

Instructions:

1. Prenez un grand bol et retirez la crème de noix de coco épaisse de la boîte dans le bol
2. Ajouter le nectar, l'extrait de vanille et le cacao dans le bol
3. Battez-le bien à l'aide d'un batteur électrique, à partir de bas et allant à moyen jusqu'à ce qu'une texture mousseuse apparaît
4. Répartir le mélange uniformément dans les ramequins et refroidir au niveau de froid désiré
5. Amusez-vous!

Nutrition: Calories: 114, Matières grasses: 12 g, Glucides: 22 g, Protéines: 6

Sorbet glacé dilué aux framboises

Temps de préparation: 10 minutes

Temps de cuisson: 20 minutes

Portions: 4

Ingrédients:

- 400 g de framboise congelée
- 100 g de mouche/50 ml de lait d'amande
- Menthe

Instructions:

1. Mettre le lait d'amande et la framboise dans un mélangeur jusqu'à ce qu'il soit lisse, et laisser la consistance au congélateur pendant 20 minutes.
2. Au service, les mettre dans des bols à crème glacée et servir avec de la menthe sur le dessus.

Nutrition: Calories: 224, Matières grasses: 16 g, Glucides: 22 g, Protéines: 4 g

Fraises enrobées de chocolat

Temps de préparation: 15 minutes

Temps de cuisson: 5 minutes

Portions: 24

Ingrédients:

- 450 g de brisures de chocolat au lait
- 30 g de raccourcissement
- 454 g de fraises fraîches avec feuilles

Instructions:

1. Au bain-marie, faire fondre le chocolat et le raccourcir, en remuant de temps en temps jusqu'à consistance lisse. Tenez-les par les cure-dents et plongez les fraises dans le mélange de chocolat.

2. Mettez des cure-dents sur les fraises.
3. Retourner les fraises et mettre le cure-dent dans le polystyrène pour que le chocolat refroidisse.

Nutrition: Calories: 205, Matières grasses: 16 g, Glucides: 32 g, Protéines: 6 g

Muffins à la noix de coco

Temps de préparation: 5 minutes

Temps de cuisson: 25 minutes

Portions: 8

Ingrédients:

- 120 ml de ghee fondu
- Écart de 3 c. à table
- 1.25ml d'extrait de vanille
- 250 g de noix de coco, non sucrée et râpée
- 60 g de cacao en poudre
- 3 œufs fouettés
- 5 g de levure chimique

Instructions:

1. Dans un bol, mélanger le ghee avec l'embardée, la noix de coco et les autres ingrédients, bien mélanger et diviser dans un moule à muffins garni. Cuire au four à 370 °F pendant 25 minutes, laisser refroidir et servir.

Nutrition: Calories: 324, Matières grasses: 31 g, Glucides: 8,3 g, Protéines: 4 g, Sucre: 11 g

Glaces aux petits fruits

Temps de préparation: 3 heures 5 minutes

Temps de cuisson: 0 minutes

Portions: 4

Ingrédients:

- 250 g de fraises fraîches ou congelées
- 500 ml de yogourt au lait entier, nature
- 250 g de bleuets frais ou congelés
- 60 ml d'eau
- 5 g de jus de citron frais
- 30 ml de miel cru

Instructions:

1. Placer les ingrédients dans un mélangeur et mélanger jusqu'à consistance lisse.
2. Verser dans vos moules et congeler au moins 3 heures avant de servir.

Nutrition: Calories: 140, Protéines: 5 g, Matières grasses: 4 g, Glucides: 23

Pouding au chocolat et au chia aux cerises

Temps de préparation: 4 heures 5 minutes

Temps de cuisson : 0 minutes

Portions: 4

Ingrédients:

- 375 ml de lait non laitier comme le lait de coco ou d'amande
- 45 g de cacao brut en poudre
- 35 g de graines de chia, vous pouvez également utiliser de la poudre de graines de chia.
- 45 ml de sirop d'érable ou de miel

Garnitures supplémentaires:

- Nibs de cacao cru
- Cerises supplémentaires
- Copeaux de chocolat noir (de préférence 70 % ou plus)

Instructions:

1. Utilisez un bocal Mason ou un bol. Si vous utilisez un bol, versez simplement le lait, le sirop d'érable, les graines de chia ou la poudre, et le cacao cru. Remuer abondamment et placer au réfrigérateur pendant 4 heures ou plus.
2. Si vous décidez d'utiliser un pot Mason, versez les mêmes ingrédients, vissez le couvercle et secouez vigoureusement!
3. Servir dans des plats séparés et garnir d'une ou de toutes les garnitures énumérées ci-dessus.
4. Amusez-vous!

Nutrition: Calories: 404, Matières grasses: 16 g, Glucides: 12 g, Protéines: 6 g

Gâteau aux ananas

Temps de préparation: 15 minutes

Temps de cuisson: 50 minutes

Portions: 8

Ingrédients:

- 2 œufs moyens entiers
- 75 ml de miel cru
- 15 g de farine d'amande
- 15 cerises sucrées surgelées
- 45 ml d'huile de coco fondue
- 2 tranches d'ananas frais
- 2.5 g de levure chimique

Instructions:

1. Préparer le four en le préchauffant à 350 °F.
2. Retirer la peau et le cœur des ananas. Réserver.
3. Verser 25 ml de miel cru dans un moule à gâteau rond.
4. Superposer les rondelles d'ananas et les cerises douces sur le miel de façon décorative.
5. Amener le moule à gâteau au four, puis cuire au four pendant 15 minutes.

6. Pendant ce temps, mélanger l'amande et la levure.
7. Dans un autre bol, mélanger les œufs et le reste du miel. Arroser d'huile de coco et remuer.
8. Ajoutez le mélange d'amandes au mélange d'œufs et remuez bien.
9. Sortir le moule à gâteau et verser la pâte sur le dessus des rondelles d'ananas partiellement cuites. Utiliser une spatule pour l'étaler uniformément.
10. Remettre le moule à gâteau au four et cuire encore 35 minutes.
11. Lorsque tout est prêt, sortez-le du four et laissez-le reposer pendant 10 minutes avant de le placer sur une assiette.
12. Servir avec des cerises supplémentaires si vous le souhaitez.

Nutrition: Calories: 120, Protéines: 2,3g, Graisse: 6,99 g, Glucides: 12,98 g

Baklava roulé méditerranéen aux noix

Temps de préparation: 20 minutes

Temps de cuisson: 1 heure

Portions: 12

Ingrédients:

- 500 g de noix
- 1 zeste de citron
- 1 tasse de crème de blé ou de chapelure nature
- 8 feuilles de pâte phyllo décongelée
- 45 g de sucre
-
- 3 bâtonnets de beurre non salé fondu
- 1 citron moyen
- 600 g de sucre granulé
- 750 ml d'eau

Instructions:

1. Mélanger 3 tasses de sucre, 3 tasses d'eau et des tranches de citron dans une casserole et laisser bouillir
2. Baisser le feu, puis laisser mijoter jusqu'à ce que le sucre se dissolve complètement. Cela devrait prendre 15 minutes. Vous devriez avoir un bon sirop lisse maintenant. Laissez-le refroidir un peu.
3. Hacher les noix dans un mélangeur en morceaux à l'aide de courtes impulsions.
4. Verser les noix dans un bol avec la crème de blé, le zeste de citron et 4 c. à soupe de sucre.
5. Incorporer le lait et réserver.
6. Maintenant, préchauffez votre four à 375°F.
7. Étaler la pâte phyllo et l'insérer dans un moule. Couper les bords qui ne vont pas avec des ciseaux. Couvrez les feuilles phyllo restantes pendant que vous travaillez afin qu'elles ne sèchent pas.
8. Déposer une feuille sur une surface plane propre et la glacer avec du beurre fondu. Faire ceci pour toutes les feuilles jusqu'à ce qu'il soit fini.
9. Disposez le mélange de noix sur un côté des feuilles et enroulez-les comme si vous essayiez de faire une saucisse. Faites ceci pour toutes les feuilles et les noix.
10. Disposer les rouleaux de noix sur une plaque à pâtisserie non graissée et glacer avec le reste de beurre.
11. Cuire au four environ 45 minutes. Il est prêt quand il semble doré.
12. Éteindre le four, puis sortir le moule. Verser le sirop sur le baklava, en s'assurant que le sirop est partout.
13. Remettre le moule dans le four, puis laisser reposer 5 minutes.
14. Retirer du four et laisser refroidir quelques heures. Trancher les rouleaux en petits morceaux et servir.

Nutrition: Calories: 488, Protéines: 4,49 g, Matières grasses: 36,89 g, Glucides: 38,21 g

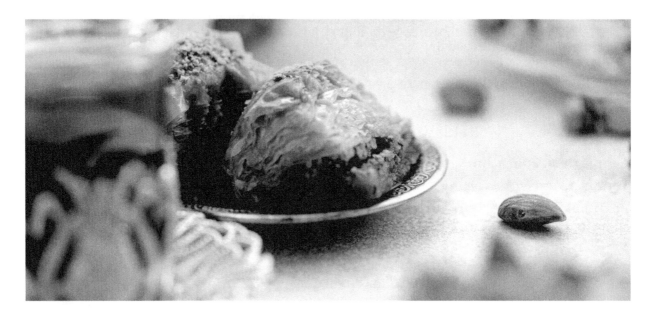

Crème glacée aux brisures de chocolat à la menthe

Temps de préparation: 5 minutes

Temps de cuisson: 0 minutes

Portions: 2

Ingrédients2

- 2 bananes sur mûres congelées
- Pinch spiruline ou tout colorant alimentaire naturel, en option.
- 45 g de pépites de chocolat ou de pépites de chocolat sans sucre
- 1.25 ml d'extraits de menthe poivrée pure
- 120 g de noix de cajou crue ou de crème de noix de coco, facultatif.
- Pincée de sel

Instructions:

1. La menthe ou l'imitation de menthe poivrée ne remplacera pas cela. Utilisez de l'extrait de menthe pure et versez-le tout d'un coup parce qu'une goutte est plus puissante que vous réalisez, alors ajoutez lentement.
2. Peler et couper les bananes d'abord. Placer les tranches dans un sac Ziploc, puis congeler.
3. Pour la crème glacée, mettez tous les ingrédients dans un mélangeur et mélangez. Vous pouvez sauter les pépites de chocolat et juste les ajouter après le mélange. Ce sera délicieux de toute façon.
4. Servir dès qu'il est prêt ou congeler jusqu'à ce qu'il soit assez ferme, puis servir!

Nutrition: Calories: 250, Protéines: 6,13 g, Matières grasses: 24,37 g, Glucides: 7,72 g

Brownies à la patate douce sans farine

Temps de préparation: 10 minutes

Temps de cuisson: 30 minutes

Portions: 9

Ingrédients:

- 250 g de patate douce cuite
- 10 ml d'extrait de vanille
- 115 g de beurre d'amande
- 90 ml de miel
- 2.5 g de bicarbonate de soude
- 1 gros œuf entier
- 60 g de cacao en poudre non sucré
- 45 g de pépites de chocolat sans produits laitiers, facultatif.

Instructions:

1. Préparez votre four en le préchauffant à 350 ºF.
2. Tapisser une plaque de cuisson de papier parchemin en laissant quelques centimètres de plus sur les côtés pour faciliter son élimination ou son retrait.
3. Mélanger tous les ingrédients, à l'exclusion des pépites de chocolat, jusqu'à obtenir une pâte très lisse et douce.
4. Transférer la pâte crémeuse à votre moule préparé et utiliser une spatule pour l'étaler autour de sorte qu'il semble presque égal.
5. Faites-le glisser dans le four, puis faites cuire pendant 30 minutes ou jusqu'à ce qu'un couteau inséré dans la poêle en ressorte propre.
6. Retirer du four et laisser refroidir dans la poêle pendant 15 minutes avant de la déposer sur une grille.
7. Si vous décidez d'utiliser la garniture aux pépites de chocolat, mettez les pépites dans un plat allant aux micro-ondes et chauffez jusqu'à ce qu'elles fondent complètement. Décoller des micro-ondes et arroser les brownies.
8. Servir ou stocker!

Nutrition: Calories: 171, Protéines: 5,17 g, Matières grasses: 9,28 g, Glucides: 20,01 g

Tarte aux framboises Paléo

Temps de préparation: 20 minutes

Temps de cuisson: 10 minutes

Portions: 12

Ingrédients:

Pour la croûte:

- 25 ml de sirop d'érable
- Pincée de sel
- 120 g de noix de coco râpée non sucrée
- 5 ml d'extrait de vanille
- 250 g de noix de cajou rôties ou salées
- Garniture aux framboises :
- 180 ml d'huile de coco non raffinée
- 375 g de noix de cajou rôties ou salées
- 135 ml de sirop d'érable
- 70 ml de jus de citron frais
- 60 ml de crème de noix de coco provenant de la partie supérieure solide d'une boîte de lait de coco qui a été réfrigérée pendant la nuit
- 10 ml d'extrait de vanille
- 750 g de framboises fraîches
- Pincée de sel

Instructions:

1. Préparer 12 moules à muffins, les garnir de doublures et les réserver.
2. Faire la croûte. Placer une poêle à feu moyen et la noix de coco et remuer jusqu'à ce qu'elle soit complètement grillée. Restez près de la poêle parce que les noix de coco ont tendance à brûler très facilement.
3. Transférer les noix de coco grillées dans un bol et laisser refroidir environ 5 minutes. Honnêtement, cette étape de grillage n'est pas essentielle, mais elle ajoute une saveur incroyable à la croûte.
4. Pour faire la croûte, mettre tous les ingrédients dans un mélangeur et mélanger à la vitesse la plus basse jusqu'à ce que le mélange devienne tout clumpy. Aussi, ne pas poulailler trop longtemps, ou vous pourriez finir avec une pâte. Pour savoir si elle est prête, mettez un peu de mélange sur vos doigts et pincez. Si elle devient molle, vous êtes sur la bonne voie. Sinon, ajouter un peu d'eau et de pouls à la vitesse la plus basse pour d'autres minutes.
5. Ramasser le mélange dans les boîtes doublées en utilisant vos doigts pour emballer le mélange fermement à l'intérieur de la poêle.
6. Mettez les moules au réfrigérateur pendant que vous faites la garniture.
7. Dans une petite casserole à feu doux, incorporer tous les ingrédients jusqu'à ce que l'huile et la crème de coco fondent complètement. Nettoyer le mélangeur à l'aide d'un essuie-tout et verser la garniture.
8. Puis à haute vitesse pendant environ 60 secondes ou jusqu'à ce qu'il soit complètement lisse. Les seules touffes que nous pouvons pardonner sont les graines de framboise.
9. Verser un quart de la garniture sur le dessus de chaque croûte. Il devrait y avoir une garniture supplémentaire; vous pouvez la conserver et l'utiliser dans un autre plat.

10. Placez les muffins enrobés au réfrigérateur pour les refroidir. Cela prendra quelques heures, comme 6 heures, alors mettez-les au congélateur si vous n'avez pas le temps.
11. Au moment de servir, les laisser décongeler pendant 80 minutes ou jusqu'à ce qu'elles soient visiblement crémeuses.

Nutrition: Calories: 565, Protéines: 7,74 g, Matières grasses: 43,72 g, Glucides: 42,72 g

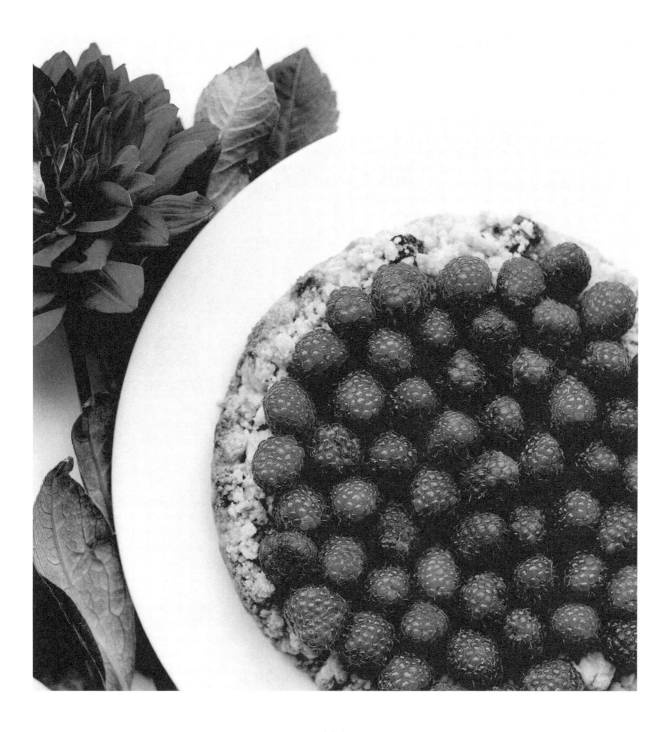

Plan de repas de 33 jours avec calories totales

	Petit déjeuner	Déjeuner	Dîner	Dessert	Calories totales
JOUR 1	Doigts de poulet croustillants Calories 236	Ratatouille **Calories 103**	Généreux avocat au saumon farci Calories 525	Tourte facile aux pêches Calories 194	**1048**
JOUR 2	Croquettes de quinoa et de légumes Calories 367	Soupe aux boulettes de poulet Calories 200	Soupe cajun jambalaya Calories 143	Sels Biscuits au beurre d'arachide Calories 214	**924**
JOUR 3	Œufs pochés au four Calories 357	Salade d'orange au chou et vinaigrette aux agrumes Calories 70	Gommes anti-étincelles au curcuma Calories 68	Boules de beurre d'amande végétaliennes Calories 62	**557**
JOUR 4	Frittata à petit déjeuner anti-inflammatoire Calories 521	Soupe verte Calories 250	Barres à dattes au gingembre Calories 45	Biscuits aux amandes Calories 114	**930**
JOUR 5	Frittata méditerranéen Calories 107	Pain à pizza au pepperoni Calories 387	Brocoli rôti savoureux Calories 62	Mousse au chocolat Calories 114	**670**
JOUR 6	Œufs épicés en marbre Calories 75	Betteraves gazpacho Calories 131	La bonté du poulet pané aux amandes Calories 315	Framboise diluée Sorbet Calories 224	**745**
JOUR 7	Burgers à la dinde Calories 477	Rigatoni à la courge musquée au four Calories 654	Roulés au thon épicé Calories 135	Crème à café Calories 300	**1566**
JOUR 8	Boules de légumes Calories 464	Soupe aux capellinis au tofu et aux crevettes Calories 205	Jus d'orange au curcuma vanillé Calories 188	Fraises enrobées de chocolat Calories 205	**1152**
JOUR 9	Burgers au saumon Calories 393	Riz aux crevettes au beurre au citron Calories 510	Gélatine d'hibiscus au gingembre Calories 27	Muffins à la noix de coco Calories 324	**1254**
JOUR 10	Biscuits aux graines de fenouil Calories 353	Soupe de chou-fleur Calories 129	Moules citronnées Calories 140	Glaces aux petits fruits Calories 140	**762**
JOUR 11	Cerise Muffins Calories 528	Trempette aux pommes et aux tomates Sauce Calories 142	Parfait aux fruits tropicaux Calories 119	Tire-pêche facile Calories 194	**983**

	Petit déjeuner	Déjeuner	Dîner	Dessert	Calories totales
Jour 12	Biscuits à la noix de coco et à la banane Calories 370	Steak de thon chaud Calories 124	Pâtes aux courgettes et sauce à l'avocat Calories 471	Sels Biscuits au beurre d'arachide Calories 214	1179
Jour 13	Pommes de terre rissolées Calories 200	Palourdes à l'irlandaise Calories 100	Cerises et quinoa Calories 386	Boules de beurre d'amande végétaliennes Calories 62	748
Jour 14	Doigts de poulet croustillants Calories 236	Chaudrée italienne au flétan Calories 318	Bol de fruits avec garniture au yogourt Calories 171	Crème à café Calories 300	1025
Jour 15	Croquettes de quinoa et de légumes Calories 367	Ratatouille Calories 103	Bar blanc grillé Calories 114	Biscuits aux amandes Calories 114	698
Jour 16	Œufs pochés au four Calories 357	Soupe aux boulettes de poulet Calories 200	Pommes de terre à la racine de céleri Calories 161	Mousse au chocolat Calories 114	832
Jour 17	Burgers à la dinde Calories 477	Salade d'orange au chou et vinaigrette aux agrumes Calories 70	Chou frisé braisé Calories 61	Framboise diluée Sorbet Calories 224	832
Jour 18	Frittata à petit déjeuner anti-inflammatoire Calories 521	Soupe verte Calories 250	Saumon tendre à la moutarde Calories 318	Fraises enrobées de chocolat Calories 205	1294
Jour 19	Frittata méditerranéenne Calories 107	Pain à pizza au pepperoni Calories 387	Pâtes aux courgettes et sauce à l'avocat Calories 471	Muffins à la noix de coco Calories 324	1289
Jour 20	Œufs épicés en marbre Calories 75	Betteraves gazpacho Calories 131	Cherries and Quinoa Calories 386	Glaces aux petits fruits Calories 140	732
Jour 21	Boulettes végétariennes Calories 464	Rigatoni à la courge musquée au four Calories 654	Bol de fruits avec garniture au yogourt Calories 171	Tire-pêche facile Calories 194	1483
Jour 22	Burgers au saumon Calories 393	Soupe aux capellinis au tofu et aux crevettes Calories 205	Bar blanc grillé Calories 114	Bouchées de pâte à biscuit Calories 373	1130

	Petit déjeuner	Déjeuner	Dîner	Dessert	Calories totales
Jour 23	Biscuits aux graines de fenouil Calories 353	Riz aux crevettes au beurre au citron Calories 510	Pommes de terre à la racine de céleri Calories 161	Sels Biscuits au beurre d'arachide Calories 214	1238
Jour 24	Petit déjeuner Cherry Muffins Calories 528	Soupe de chou-fleur Calories 129	Chou frisé braisé Calories 61	Boules de beurre d'amande végétaliennes Calories 62	780
Jour 25	Biscuits à la noix de coco et à la banane Calories 370	Trempette aux pommes et aux tomates Calories 142	Saumon tendre à la moutarde Calories 318	Crème à café Calories 300	1130
Jour 26	Pommes de terre rissolées Calories 200	Steak de thon chaud Calories 124	Cœurs de poireaux, de cauliflower et d'artichauts braisés Calories 111	Biscuits aux amandes Calories 114	549
Jour 27	Doigts de poulet croustillants Calories 236	Palourdes à l'irlandaise Calories 100	Ragoût de pétoncles Calories 251	Mousse au chocolat Calories 114	701
Jour 28	Œufs pochés au four Calories 357	Chaudrée italienne au flétan Calories 318	Poisson cuit au four épicé Calories 192	Framboise diluée Sorbet Calories 224	1091
Jour 29	Hamburgers à la dinde – Calories 477	Ratatouille Calories 103	Ragoût de pétoncles Calories 251	Fraises enrobées de chocolat Calories 205	1036
Jour 30	Frittata à petit déjeuner anti-inflammatoire Calories 521	Soupe aux boulettes de poulet Calories 200	Poisson cuit au four épicé Calories 192	Muffins à la noix de coco Calories 324	1237
Jour 31	Frittata méditerranéenne Calories 107	Salade d'orange au chou et vinaigrette aux agrumes Calories 70	Bar blanc grillé Calories 114	Glaces aux petits fruits Calories 140	431
Jour 32	Œufs épicés en marbre Calories 75	Soupe verte Calories 250	Pommes de terre à la racine de céleri Calories 161	Easy Peach Cobbler Calories 194	680
Jour 33	Boulettes végétariennes Calories 464	Pain à pizza au pepperoni Calories 387	Pâtes aux courgettes et sauce à l'avocat Calories 471	Bouchées de pâte à biscuit Calories 373	1695

PRIME: Introduction à 12 TOP Herbes anti-inflammatoire

Ci-dessous je vous présente les 15 herbes TOP avec des propriétés anti-inflammatoires que vous pouvez incorporer, si vous le souhaitez, dans vos recettes. Je connais très bien ces herbes car je les utilise moi-même, ma famille et des milliers de clients, depuis plusieurs années, pour obtenir d'excellents résultats. Les 15 herbes, en raison de la concentration d'ingrédients actifs bénéfiques, ont la capacité d'accélérer la guérison des processus inflammatoires, le renforcement du système immunitaire et tous les différents systèmes qui y sont attachés. Ce BONUS est un cadeau que j'ai décidé de vous donner parce que vous avez acheté mon livre et donc je veux que vous obteniez le maximum de prestations, pour votre santé et celle de vos proches.

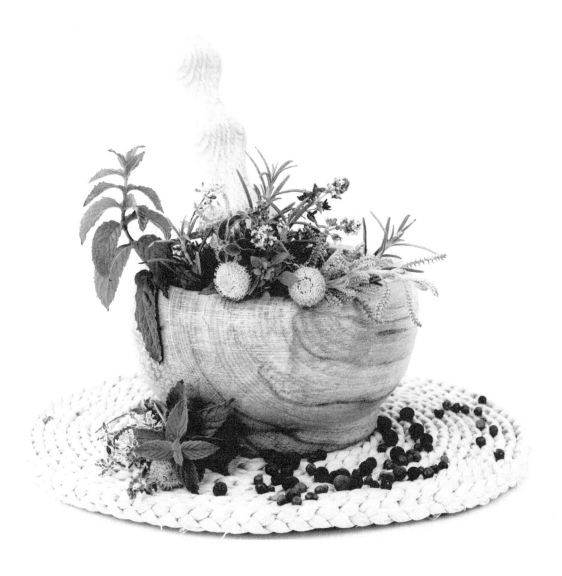

1.   **Curcuma (Curcuma longa) en poudre:** propriétés anti-inflammatoires, utiles pour différents types d'inflammation comme les douleurs musculaires, les maux de dents et l'arthrite. Il est également utile pour contrer l'inflammation des systèmes digestif et génito-urinaire. Utilisation : 1 c. à thé dissous dans un verre d'eau chaude le matin, à jeun, et le soir avant le dîner, loin des repas.

2.   **Gingembre (zingiber officinalis) râpé ou en poudre:** propriétés anti-inflammatoires utiles pour l'arthrose et la polyarthrite rhumatoïde. Utilisation : la pointe de la cuillère à café dissoute dans l'eau, seulement au déjeuner, avant les repas. Aussi utile de mélanger avec des aliments, en petites quantités, pour les enrichir avec saveur et propriétés anti-inflammatoires bénéfiques.

3.   **Feuilles de romarin (Rosmarinus officinalis):** propriétés anti-inflammatoires et toniques utiles pour soulager la douleur, et les crampes, oxygène le sang et régénère le foie et les articulations, apportant aussi une bonne humeur. Utilisation : 1 c. à thé dans 1 tasse d'eau bouillante. Laisser reposer pendant 10 min. filtrer et boire 1 tasse le matin et 1 à midi avant les repas.

4.   **Écorce de cannelle (Cinnamomum verum):** propriétés anti-inflammatoires utiles surtout si pendant de nombreuses années il a été consommé des graisses animales, provoquant des inflammations à l'appareil digestif, comme l'estomac et l'intestin. C'est aussi un excellent tonique. Comment l'utiliser : émietter avec les doigts un petit rouleau d'écorce de cannelle, prendre ½ cuillère à café de niveau et le verser dans 1 tasse d'eau bouillante. Laissez reposer pendant 10 min, filtrez et buvez chaud le matin à jeun et si désiré en début d'après-midi.

5.   **Jus d'aloe vera (Aloe barbadensis):** propriétés anti-inflammatoires remarquables pour l'ensemble du système digestif et génito-urinaire. Je vous recommande d'utiliser le jus frais et éventuellement biologique, à la dose de 1 à 2 cuillères de 20 ml par jour, l'Aloe Vera peut être trouvé chez les herboristes et les centres de produits naturels.

6.   **Feuilles d'olive (Olea europaea):** propriétés anti-inflammatoires utiles pour le système cardiovasculaire et le système immunitaire. Il est également indiqué pour les sujets diabétiques. Utilisation : 1 cuillère à soupe dans 1 tasse d'eau bouillante. Laisser reposer 10 min, filtrer et boire 1 à 2 tasses par jour, le matin et le soir avant de s'endormir, grâce aux effets calmants.

7.   **Spirea Ulmaria (Spiraea ulmaria L.) feuilles et fleurs:** propriétés anti-inflammatoires utiles pour les reins et l'appareil génito-urinaire féminin, aident à drainer les liquides excédentaires, lutter contre la goutte et les douleurs rhumatismales. Utilisation: 1 c. à soupe dans 1 tasse d'eau bouillante. Laisser reposer 10 min, filtrer et boire, 1 à 2 tasses par jour, loin des repas.

8.   **Poivre de Cayenne (capsicum annuum):** propriétés anti-inflammatoires pour lutter contre l'arthrite et la douleur. Utilisation : une pincée de poivre émietté ou en poudre dans 1 tasse d'eau bouillante. Laisser infuser 4 à 5 minutes, filtrer et boire 1 à 2 tasses par jour, loin des repas. Une utilisation modérée, une pincée, sur les repas comme condiment est recommandée.

9.   **Feuilles de thé vert (Camellia Sinensis):** propriétés anti-inflammatoires pour l'estomac, les

intestins et le système génito-urinaire, facilite la diurèse, activant le métabolisme (pour perdre du poids). Utilisation : 1 c. à thé dans 1 tasse d'eau bouillante; laisser infuser de 5 à 6 min, filtrer et boire 1 à 2 tasses par jour, loin des repas.

10.   **Thym (Thymus Vulgaris) fleurs et feuilles:** propriétés anti-inflammatoires pour les poumons et le système génito-urinaire ; excellent anti pain en cas d'arthrite, renforcer le système immunitaire.

11.   **Fruits Serenoa (Serenoa repens):** propriétés anti-inflammatoires pour la prostate et l'ensemble du système génito-urinaire enflammé. Utilisation : 1 c. à thé dans une tasse d'eau bouillante. Laisser infuser pendant 10 min. Filtrer et boire 1 à 2 tasses par jour, loin des repas.

12.   **Ananas (ananas sativus) tige et le fruit:** l'ananas est très riche en bromélaïne, une enzyme saine utile pour l'inflammation du système digestif; il facilite également la digestion. Vous pouvez le consommer à la fois comme un fruit, avec modération, et comme une tige, que vous pouvez trouver dans l'extrait titré, dans les capsules prêtes à l'emploi, dans les magasins d'herboristerie et dans les magasins de produits naturels. La tige est excellente pour l'inflammation des voies urinaires et est un excellent activateur du métabolisme. Utilisation : 2 à 3 bouchons par jour, loin des repas.

Lorsque vous commencez un régime, il y a généralement une période d'adaptation de votre état psychophysique. Les herbes comme le romarin, la cannelle, le basilic et le thym, étant des plantes aromatiques, qui affectent le système limbique (zone émotionnelle du cerveau), peuvent aider dans ce processus d'adaptation en favorisant une bonne humeur, en plus de leur anti propriétés inflammatoires et bénéfiques pour le système immunitaire.

Si votre besoin est aussi de perdre du poids, je vous suggère d'utiliser le romarin, la tige d'ananas et le thé vert parce qu'ils accélèrent le métabolisme et en même temps sont utiles pour lutter contre l'inflammation du système digestif et génito-urinaire.

Choisissez les herbes qui vous conviennent le mieux. Je recommande, surtout au début, d'utiliser pas plus de 3 que vous pouvez intégrer ensemble et créer d'excellents effets synergiques, pour le bénéfice de votre santé.

Je recommande des cycles de 3 semaines, puis pendant 7 jours et reprend un autre cycle de 3 semaines, répété pendant 1 à 3 mois, selon vos besoins de santé.

Conclusion

Le régime anti-inflammatoire est une façon de manger de délicieux plats à la maison chaque jour. Recettes créées selon les principes de base de l'alimentation non seulement prendre soin de votre santé, mais aussi votre désir de manger des aliments savoureux. Ils peuvent également vous aider considérablement à maintenir un poids santé.Il n'est pas facile de changer votre style de vie pour inclure une façon saine de manger, mais c'est possible. Beaucoup de personnes croient que d'aller sur un régime fournira une solution momentanée qui conduira à des résultats à long terme, ce qui n'est jamais le cas. Il est essentiel de rester concentré, d'avoir un bon état d'esprit et de se joindre à des groupes de soutien, que ce soit en ligne ou en personne, ou les deux, afin de maintenir une alimentation saine. Si vous devenez découragé, rappelez-vous que ce n'est qu'un revers temporaire et que continuer sur la bonne voie pour améliorer votre santé est la chose la plus essentielle.Voici quelques points à avoir à l'esprit lorsque vous apportez des changements importants à votre régime alimentaire et à votre mode de vie:Expérimentez avec de nouveaux aliments et n'ayez pas peur d'essayer quelque chose d'inhabituel ou inattendu. De nombreux fruits et légumes exotiques ont des saveurs uniques et des avantages pour la santé que nous ne connaissons pas. Mangues, goyaves, jacquier et algues sont quelques-unes des options populaires et savoureuses à essayer. Même les articles courants d'épicerie comme l'avocat, l'aloès, les lentilles et d'autres aliments nutritifs et bénéfiques peuvent être simplement incorporés dans notre routine quotidienne.Essayez une recette différente au moins une fois par semaine, ou une fois toutes les deux semaines si vous manquez de temps. Il ne doit pas nécessairement être un plat compliqué pour impressionner les invités; au lieu de cela, il peut être un simple plat de 3 à 4 ingrédients que vous aimez. Il élargira vos horizons culinaires et vous encouragera à essayer de nouveaux aliments.Soyez actif et faites de l'exercice fréquemment. Une stratégie pour combattre l'inflammation consiste à manger sainement. Il est bénéfique de se déplacer et d'entrer dans un régime d'exercice sur une base régulière. L'exercice minimal pendant 30 minutes 3 fois par semaine a été montré pour avoir une influence positive sur la perte de poids et l'amélioration de la santé dans les études. Marcher régulièrement, faire du vélo et expérimenter une gamme de routines d'étirement et de musculation vous aideront à renforcer vos muscles et votre tonus tout en améliorant votre santé.Si vous souffrez d'une maladie chronique qui cause de l'inflammation, renseignez-vous le plus possible sur les symptômes, les traitements et les choses que vous pouvez prendre pour atténuer les effets. Certaines maladies sont difficiles à traiter, mais en modifiant la nutrition, l'exercice et les habitudes quotidiennes, de nombreux effets secondaires et la douleur peuvent être considérablement réduits.Si vous fumez ou buvez trop d'alcool, il est dans votre intérêt d'arrêter les deux, ou du moins de réduire votre consommation d'alcool tout en arrêtant de fumer. Parce que ces comportements sont difficiles à briser, il existe des ressources en ligne pour vous aider à arrêter vos envies, et manger sainement est une approche pour améliorer l'état de votre corps pendant que vous y êtes.Si vous devenez découragé après un certain temps et constatez une augmentation des symptômes liés à l'inflammation, consultez votre médecin ou un spécialiste pour surveiller votre santé et toute condition liée (s). Continuez à manger sainement, et si vous «trichez» de temps à autre, recommencez simplement. Tout le monde fait des erreurs, et changer ses habitudes alimentaires peut être difficile. Des expériences ou des situations dans la vie peuvent parfois nous forcer à abandonner nos intentions alimentaires, ce qui peut rendre difficile le retour à ce régime, ou toute autre façon de manger. Toujours regarder en avant et considérer les avantages de suivre un régime alimentaire dans le passé, car cela peut vous motiver à recommencer.

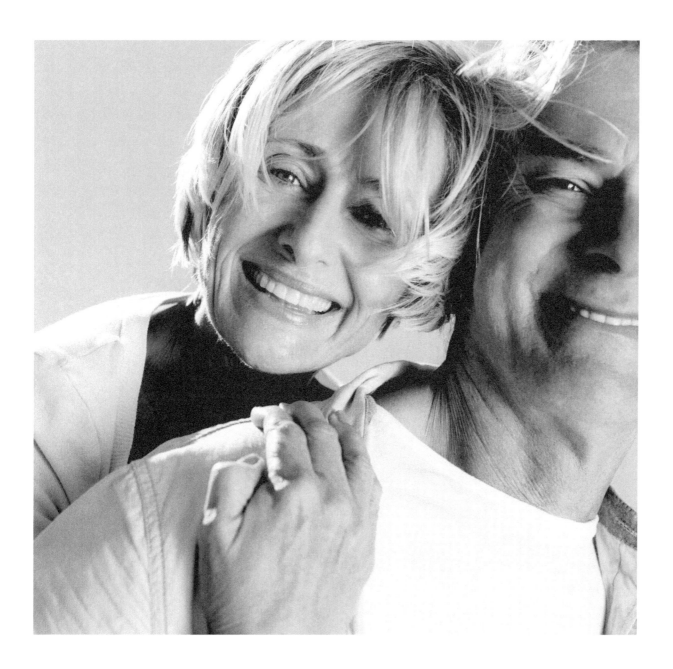

Laissez un commentaire

Je suis un auteur indépendant. Les critiques sont d'aider d'autres lecteurs à apprendre sur mon livre.

Si vous aimez mon livre de cuisine, j'apprécierais que vous me laissiez un commentaire honnête.

J'aime les commentaires de mes lecteurs, je lis chaque critique car elle m'aide à améliorer mon travail, et aider les autres.

Merci de partager et de me suivre.

Customer reviews

★★★★★ 4.9 out of 5

109 global ratings

5 star		91%
4 star		7%
3 star		2%
2 star		0%
1 star		0%

˅ How customer reviews and ratings work

Review this product

Share your thoughts with other customers

Write a customer review

Printed in France by Amazon
Brétigny-sur-Orge, FR

13680287R00074